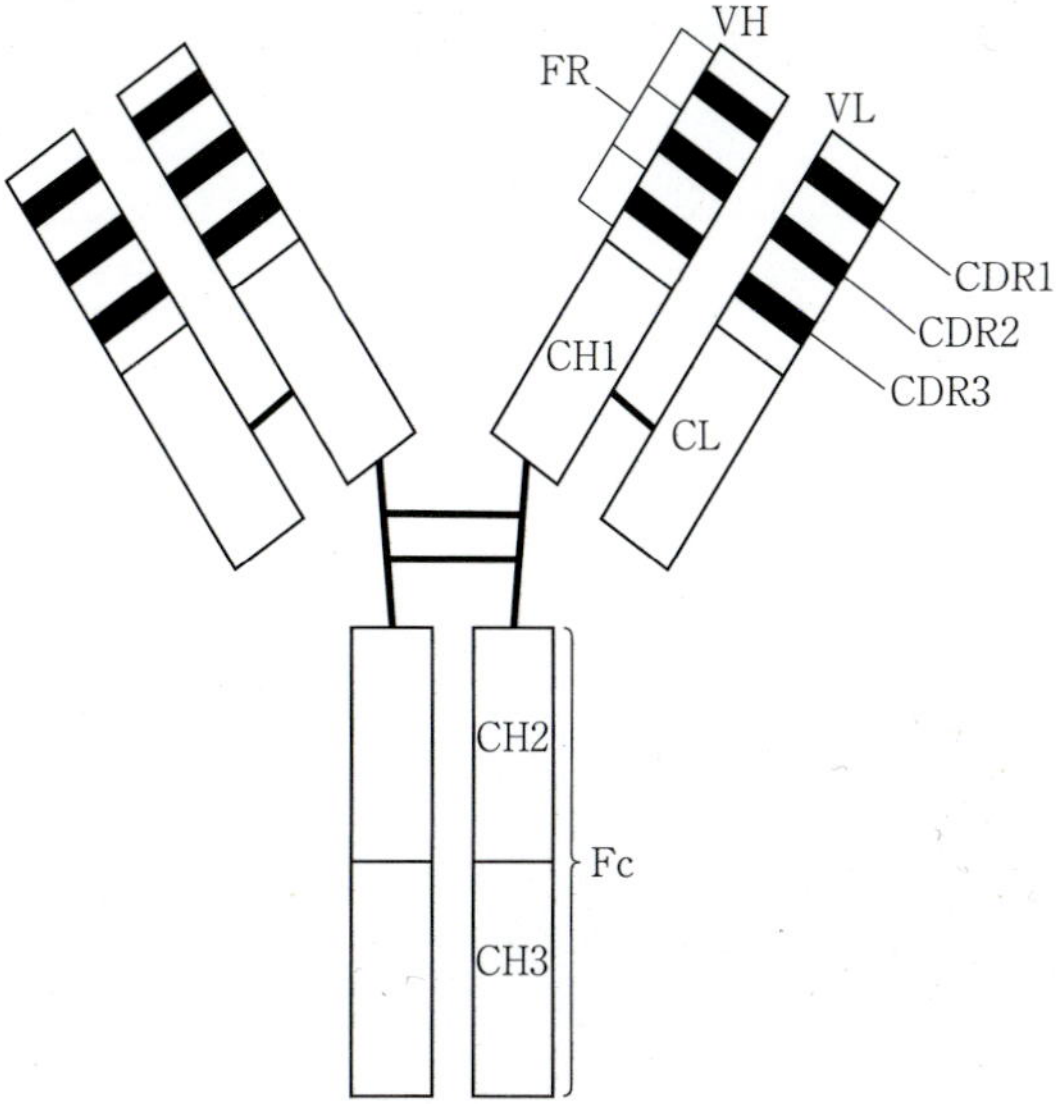

2次元構造模式図

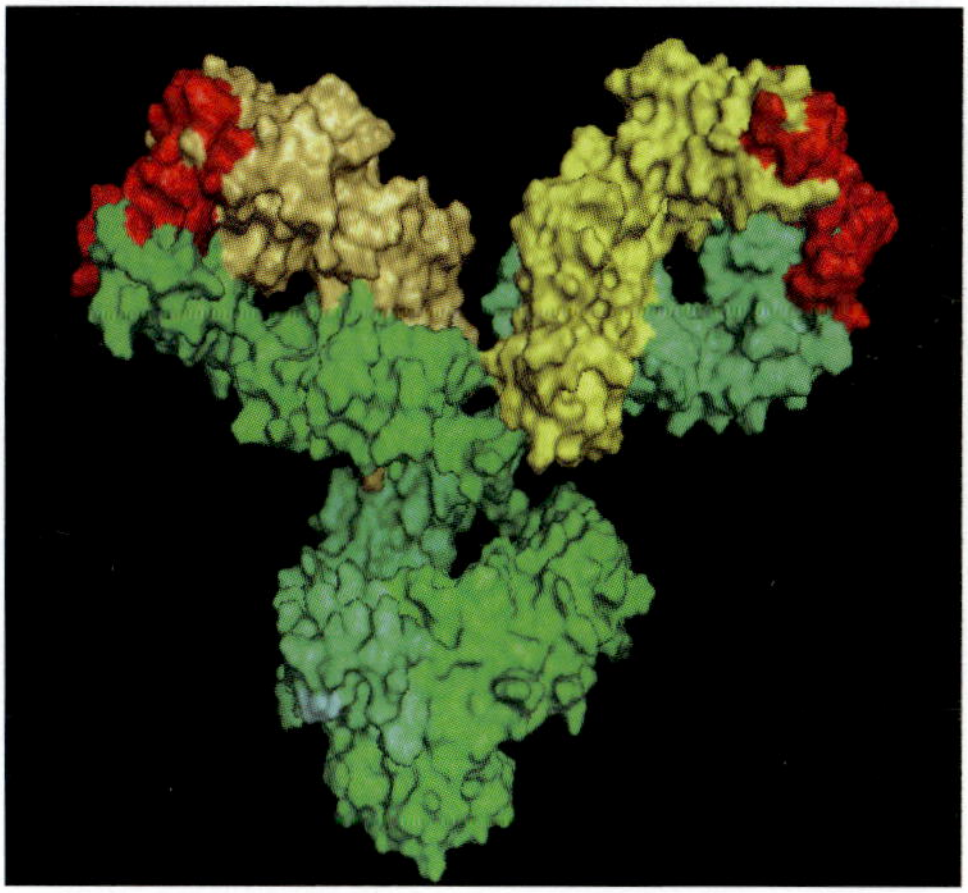

3次元構造分子モデル
(中外製薬株式会社，小林孝光，
大田雅照両博士制作)

アクテムラの分子構造. 抗体分子は長短2本のペプチド鎖が重合したものが2組合わさった合計4本のペプチド鎖から構成されている．抗原を識別し特異的に結合する部分は抗体分子の先端に位置し，上図では黒く塗りつぶしたバンドで示され，下図では赤色で区別してある(詳細は第5章図5参照).

SCIENCE

岩波科学ライブラリー 205

新薬アクテムラの誕生

国産初の抗体医薬品

大杉義征

岩波書店

はじめに

アップル社のスティーブ・ジョブズ氏が亡くなった日の翌日、目にした新聞記事である。彼が、かつてスタンフォード大学の卒業式での挨拶で「Stay hungry, stay foolish」という言葉をこれから社会に巣立っていく学生たちに餞《はなむけ》の言葉として送った。「stay hungry」という言葉は誰でも口にするが、「stay foolish」と言ったのを耳にしたことがないという趣旨の解説がついていた。

筆者は、以前からジョブズ氏と同じ思いを抱いていたので「これは、わが意を得たり」とちょっぴり嬉しくなった。頭の良い人は新薬創生の仕事には向いていないと思うことが間々ある。得られるだろう実験結果を先き読みし予測するので、「そんな実験はしなくてもやる前から結果は見えている」と考えて、大抵は実施しない。それに反し、「やってみなければ判らない」と考える〈愚かな人間〉だけが、常識とは違った発見に遭遇する機会に恵まれることになる。実験実施前に立てた仮説が外れ、期待した結果が得られない場合がほとんどであるため頭の良い人に「また、無駄なことをしている」と言われることになる場合が多いのも確かである。しかしながら、稀に、常識とは違った作業仮説が的中することもあるし、ときには当初の研究目標の範囲を超えた意外な結果が得られることもある。このような予想外の結果に敏感に反応して新しいことを発想することから画期的発明が生まれるのであろう。

このような能力はセレンディピティーと呼ばれているが、新薬アクテムラの研究開発過程においてはそのような場面は思い出せない。ある程度予想をたてて駄目かも知れないけれども、やってみなければ判らないからやってみた。そうしたらうまくいった。このような幸運としか言えないようなことの連続であったと思う。利口な人ならやらないことを自分はやったわけで、「バカに徹したからできた」という思いが強い。

この本は、関節リウマチ治療薬アクテムラ(一般名トシリズマブ)が誕生するまでの軌跡をまとめたものである。筆者は薬学部の大学院卒業後、製薬企業に入社した。研究所に配属され、そのときから、新しい薬を発明したいという夢と発明しなければならないという使命感を抱き、企業内研究者としての道を歩み始めた。

免疫領域の薬の研究に取り組むことになったのは自分の発想からではなく、上司からの勧めによるものであった。会社にとっても筆者にとってもまったく未知の世界であったが、諸先輩の御指導や影響を受けながら、どんどん研究の面白さが判るようになっていった。駆け出し時代は、移植された臓器に対する拒絶反応や気管支喘息などのアレルギー反応を抑制する薬剤の研究に取り組んだ。前者は動物実験段階で、後者は臨床試験まで漕ぎ着けたが副作用の問題や効果が不十分ということで開発は中止となった。それらの研究を通して、免疫反応の基本的な知識、実験技術を会得していった。

これらの研究と前後して、自己免疫反応を調節する化合物カルフェニールの開発に携わり、関節リウマチの治療薬として上市《じょうし》する(新薬が承認され販売されること)という機会に恵まれた。そして、かねてより強く希望していた米国留学の好機が訪れた。カルフェニールに関する研究を発展させる目的で、カリフォルニア大学医学部のリウマチ内科に留学することになった。教授の指示によって、自己免疫疾患を自然発症するモデルマウスを用いてB細胞の研究に取り組んだ。その結果、B細胞の異常が自己免疫疾患の原因であることを明らかにすることができた。ここから、B細胞阻害剤の探索研究の発想が生まれたのである。留学の経験が大きな転機となったわけで、今にして思えばこれがアクテムラの源泉だった。

この業績が、その後、大阪大学との共同研究でインターロイキン6阻害剤を探索することに繋がって進展した。それはサイトカイン類の一種であるインターロイキン6が自己免疫疾患の犯人であるらしいとの彼らによる学会発表に衝撃を受けたことから始まった。考えうるあらゆる方法を試みたが阻害剤を見つけ出すことはできなかった。そこで諦めずに苦肉の策としてインターロイキン6受容体に対するマウスのモノクローナル抗体をヒト化することを思いついた。遺伝子工学技術を駆使してこの新鋭技術の開発に成功した英国医学研究所（MRC：Medical Research Council）に二名の研究員を派遣し、彼らから技術指導を受けながらヒト化に成功した。このヒト化したインターロイキン6受容体に対するモノクローナル抗体こそがアクテムラである。

ヒト化抗体が作製された後も紆余曲折はあった。しかし、関節リウマチの多くの症状が過剰なインターロイキン6産生に因るのではないかとの傍証のもとアクテムラの投与が行なわれた。その結果、驚異的に高い有効率が得られ、その後は順調に開発が進められた。

自己免疫疾患の根本的治療薬の開発を目指して基礎研究を開始してから、アクテムラが関節リウマチ治療薬として誕生した二〇〇八年まで、三〇年近い歳月を費やした勘定になる。

アクテムラは日本で生まれた抗体医薬品である。大阪大学と共同で研究が進められ、世界に先駆けて、我が国で発売が開始された。国産の抗体医薬品として日本初であり、また、インターロイキン6阻害剤として世界初である。現在、一〇〇ヶ国以上の国々で承認を受け、九〇ヶ国以上で発売されている。二〇一一年には五〇〇億円の売り上げを達成したと聞いた。単剤で、標準治療薬であるメトトレキサートを上回る治療効果を示した生物学的製剤はアクテムラだけである。また、二〇一二年の欧州リウマチ学会においてアクテムラはTNFα阻害剤の一つヒュミラとの直接比較試験で有効性において優ることが報告された。使い勝手の良い皮下製剤の発売も間近に迫っているとのことである。このような好材料を背景として二〇一二年にはブロックバスター（年間の世界売り上げが一〇億米ドル以上の医薬品）となり、二、三年後のピーク時の売り上げは二〇〇〇～三〇〇〇億円に達するだろうと期待されている。

誰も思いつかなかった「抗体を自己免疫疾患の治療に活用する」という「非常識」な着想が生んだ成功と自分では思っている。

本書を読んでいただいた学生諸氏や若手の研究者に判っていただきたいのは、一人の研究者が抱いた夢が現実のものになることもあるのだという事実である。二〇一二年のゴールデンウィークに刊行された『週刊ダイヤモンド』誌の特集「クスリ激変！　最新薬でここまで治る」で、筆者は「二万五〇〇〇分の一を掴んだ男」と紹介されたが、そのようなとてつもなく低い成功確率であったとしてもなお、である。筆者は自分の経験を通して、一度確信すれば、その信念を貫き、諦めないで粘り強く挑戦することの大切さを学んだ。本書のそこかしこ（随所）に鏤《ちりば》められている研究者の姿勢はどうあるべきかを汲み取っていただき、また、新薬の発明というワクワク胸が躍るような楽しくてやりがいのある仕事に携わりたいと感じていただくことができればこの上ない喜びである。

目　次

はじめに

1　免疫難病の克服を目指して……………………1

関節リウマチという難病　新薬アクテムラの劇的効果　免疫研究との出会い／免疫疾患はなぜ生じるのか　自己免疫疾患の治療薬は存在せず

2　ブレーキ故障説からの転換……………………15

海外留学が転機　B細胞の異変が自己免疫疾患の原因か　B細胞がほんとうの原因？　B細胞阻害剤は免疫不全を起こす？

3　紆余曲折の薬探し……………………23

カルフェニールに優る治療薬を探せ　B細胞の阻害剤を探せ　阻害剤がみつからない／新しい評価方法が欲しい　自己免疫疾

患マウスから原因因子を同定　海外の研究者に先行された？
ついに発見されたインターロイキン6

4　目指すべき標的分子はこれだ！　…………　33
——衝撃の学会発表
インターロイキン6に関わる画期的な発表　B細胞阻害剤から
インターロイキン6阻害剤探しへ　産学連携に進む——大阪大
学と中外製薬の共同研究

5　抗体医薬アクテムラの発明　…………　45
様々な作用を示すインターロイキン6　ヒト化抗体を多発性骨
髄腫治療薬として開発提案　ヒト化抗インターロイキン6受容
体抗体（アクテムラ）の発明

6　インターロイキン6はいったい何をしているのか？　……　57
動物実験モデルから見えてきたこと　発生工学を利用したトラ
ンスジェニックマウスとノックアウトマウスの作製　マウス版
アクテムラが効いた！　サルの実験結果からアクテムラの有効
性と安全性に自信

7 臨床試験での劇的効果確認にいたる道のり …… 67
日本独自の薬価基準制度　関節リウマチ治療薬では画期性加算があっても赤字になる　新薬レミケードという黒船の来航――アクテムラを関節リウマチ治療薬へと導く　アクテムラは不用な薬剤？　関節リウマチに劇的な効果　中外、ロシュの傘下に――アクテムラに期待　グローバルな共同開発チームの起動　海外での第三相試験が大成功

8 医療面でのアクテムラの特徴・利点 …… 91
治療は劇的に変化　なぜアクテムラは病気の根本から効くのか？　合併する難治性疾患治療薬としてさらなる期待

9 アクテムラの開発から見えてきたこと …… 97
なぜ、抗体医薬品なのか？　アンメット・メディカル・ニーズこそ抗体医薬品のターゲット　産学連携という選択　産学連携を成功裏に導く条件　抗体医薬の今後　若手研究者に伝えたいこと

おわりに 113

1

免疫難病の克服を目指して

関節リウマチという難病

世界で二五〇〇万人と言われる関節リウマチ患者。この病名を知ってはいても、それがどれほど悲惨な結末を迎えることになる難病であるか正しく理解している読者は少ないのではないか。多くの方は、《手足の関節が腫れて痛い病気》、そんな風にしか思っていないのではないか。ほんの一〇年ほど前には病名の頭に「慢性」という文字が付けられていた。それは不治の病であることを如実に示すものだった。

図1に膝の関節部位を示した。大腿骨と脛骨《けいこつ》（下腿部の長骨）とを、互いを繋ぎ合わせるように包み込む薄い膜が「滑膜」と呼ばれる組織である。骨の先端部は関節軟骨で覆われていてクッションのような役割を果たしている。軟骨と軟骨の間にできる、わずかな間隙は関節腔と呼ばれており、関節液で満たされている。このような構造を保つことによって関節は潤

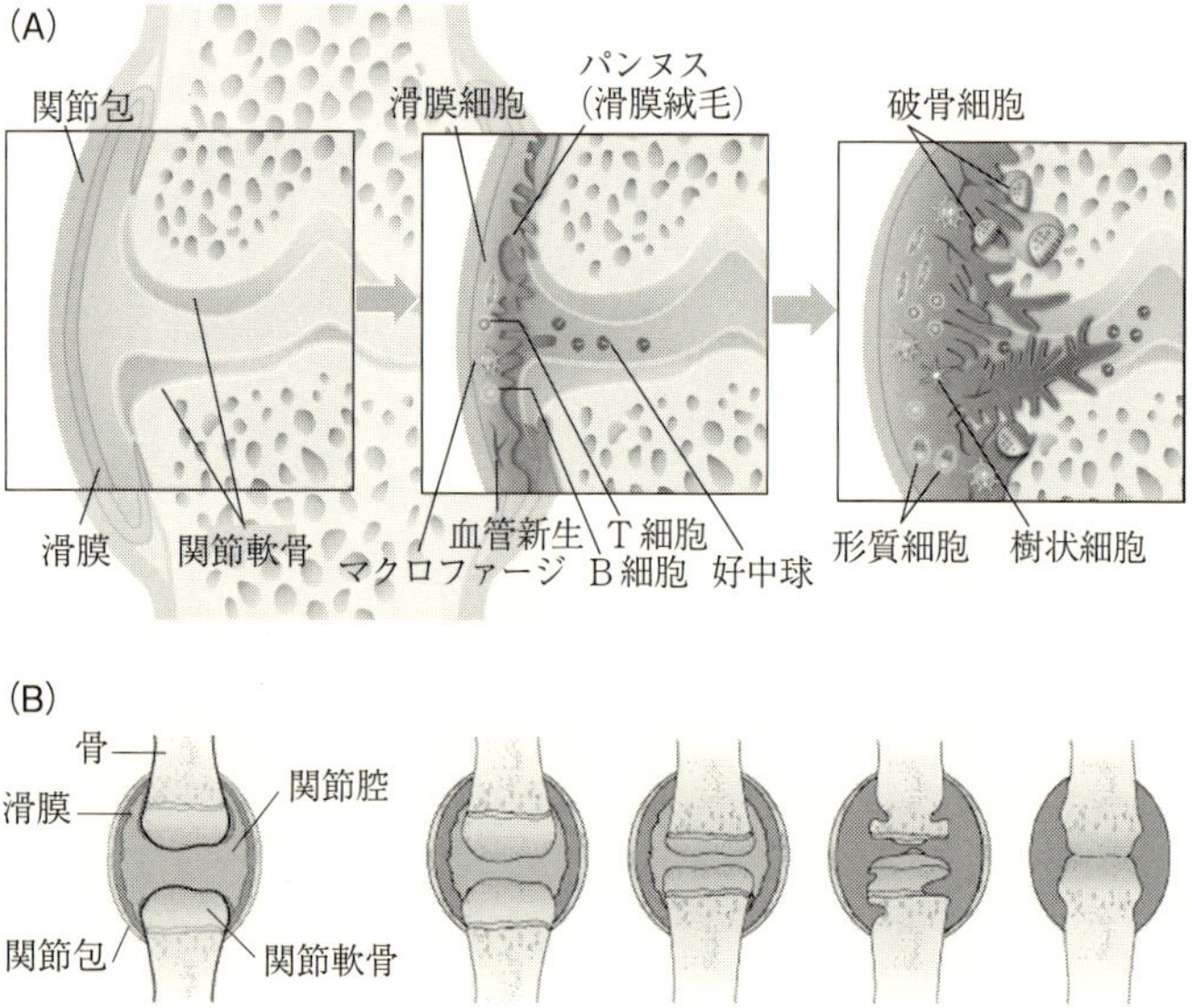

図 1　関節リウマチの病態と病期.
(A)　正常な膝関節の滑膜(左)が新生血管の形成と炎症性細胞の浸潤を伴って，肥厚を続ける(中央). 滑膜組織が増大するにつれ炎症性物質の放出量が増加し，やがて軟骨組織が分解破壊され，硬い骨も吸収されて破壊される(右). (Choy, E. H. & Panayi, G. S., The New England Journal of Medicine, 2001; 344: 907–916 から作図)
(B)　スタインブロッカーによる関節骨の病変の進行を 5 つの病期のステージに分けて診断する基準が示されている. 一番左の正常関節から順次右側にステージが進行する. ステージⅠ：骨・軟骨の破壊は見られないが滑膜が増殖している. ステージⅡ：軟骨破壊により骨の間が狭くなる. ステージⅢ：骨破壊. ステージⅣ：関節が強直・固定. (Steinbrocker, O., et al., Journal of the American Medical Association, 1949; 140: 659–662 から作図)

滑に動くようになっているのである。健康な滑膜組織では一層か二層に並んでいる滑膜細胞が、関節リウマチでは増殖を繰り返し、どんどん組織が肥厚《ひこう》（肥大化し厚みが増していくこと）していく。

このような滑膜組織にはマクロファージやリンパ球（T細胞やB細胞）などの炎症性細胞が浸潤《しんじゅん》（細胞が血管内から血管の外にしみこむように侵入していくこと）し、新しい血管が形成されていく。新生された血管を通して栄養と酸素が届けられ、それによりさらに炎症性細胞の浸潤が増幅されていくのである。炎症反応が激しくなるにつれ滑膜細胞から分泌されるタンパク分解酵素の働きによって軟骨組織は破壊され、さらに病気が進行すると骨組織を噛み砕くような働きをする破骨細胞が増加し、骨組織が侵食を受けて破壊される。やがて関節が硬直し運動機能が失われる。

患者は手指の関節の腫れや痛みを訴えて診察を受ける。適切な治療を受けなければ、約半数は一〇年後に関節の運動機能を失くし、車椅子の生活やベッドに寝たきりの生活を余儀なくされる。関節リウマチは関節局所の異常に止まらず、発熱、全身倦怠感、貧血、食欲不振などの全身症状を伴う。また、間質性肺炎、二次性アミロイドーシスなどを合併することも多いが、いずれも有効な治療薬が存在しない。そのようなわけで、寿命は健常人よりも約一〇年も短いと報告されている。

関節リウマチは自己免疫疾患の代表例として扱われてきた。『免疫』とは読んで字のごとく、「疫《えき》から免《まぬが》れる」を意味する言葉であり、我々の体内に侵入した病原体を退治するために作動する生体防衛機構であり、感染症から身を守るために仕組まれた重要なシステムである。免疫の仕組み（注1）はかつては神秘的とまで呼ばれ実に巧妙な仕掛けがほどこされている。

（注1）　免疫の仕組み。一度病気に罹った人が二度罹らないという「二度無し」現象のメカニズムが免疫である。免疫現象を担う物質を「抗体」といい、抗体を産生・出現させる物質を「抗原」という。免疫系は、自己・非自己を区別し、非自己を排除するシステムである。この自己・非自己の認識はT細胞が担う。

われわれの身体は外敵には攻撃を仕掛け、これを排斥するが、内なるモノには免疫反応を営まないように厳重に監視されている。この現象を専門用語で《免疫学的寛容》状態と呼んでいる。しかし、何らかの原因でこの寛容状態が破綻すると自己の成分に対して免疫反応を引き起こし自分自身の細胞や組織を攻撃し、障害をもたらす。これを自己免疫疾患と呼んでいる。実際その証拠には、患者血中にリウマチ因子と呼ばれる自己抗体（自分自身の免疫グロブリンに対する抗体）が検出されることが多く、また、関節病巣には免疫炎症性細胞が浸潤している。遺伝的な背景に様々な環境因子が加わったときに発症すると考えられているが、根本的な病因は現在もまだ解明されていない。原因が判らないので画期的な治療薬を開発するのは極めて難しいと言われてきた。

新薬アクテムラの劇的効果

そのようなわけで病気の原因を解明する研究や新しい治療薬の開発が強く求められていた。滑膜組織の増大がなぜ生じるのか、そして病巣に浸潤している免疫炎症性細胞は何をしているのか、長い間、不明の状況が続いていた。一九七〇年代後半に入ると炎症性細胞から分泌されるタンパク性因子の研究が進展した。

これらは総称してサイトカインと呼ばれているが、その中の一つである「腫瘍壊死因子（TNFα）」が、一九八〇年代中頃から、関節リウマチの発症に何らかの役割を演じていることが示唆され始めた。一方、同じくサイトカインの一種であるインターロイキン6が関節炎の発症に深く関わっていることも明らかになっていく。一九八八年には関節リウマチ患者の関節液中にインターロイキン6が多量に存在していることが報告されている。その後、紆余曲折を経て一九九九年、TNFα阻害剤であるレミケードが、そして二〇〇八年、インターロイキン6受容体の阻害剤であるアクテムラが関節リウマチ治療薬として誕生したのである。

いずれも動物細胞を培養して作られるので生物学的製剤、あるいはバイオ医薬品と呼ばれる。世界的に標準治療薬として用いられるメトトレキサートでもコントロールできないような重篤な症状を有する患者に対しても優れた効果を示す。有効率の高さと鋭い効き目の特徴性から《リウマチ治療に革命を起こした》と高く評価され、多くの患者の福音となっている。インターロイキン6やTNFαはリウマチ患者の関節滑膜組織で産生され、炎症を引き起こすので、「炎症性サイトカイン」と呼ばれる。現在では、これらの薬剤による治療によって滑膜の腫れや痛みが軽くなり、軟骨や関節骨の破壊進行を止めることが可能になっている。

一九七四年、あることがきっかけとなり、筆者は「なぜ、自己免疫反応が引き起こされるか」という命題に取り組むことになった。やがて、抗体産生細胞のもとになる細胞(前駆細胞)であるBリンパ球(B細胞)の異常な活性化が原因であることを突き止める。その後、さらに数年を経て、インターロイキン6と呼ばれるサイトカインによって自己免疫疾患が引き起こされることが明らかにされるに至った。この間、後述するような紆余曲折があって約三〇年の時間を要したが、ようやくアクテムラの開発に漕ぎ着いた。臨床試験の成績から、高い有効性が示され、二〇〇八年世界に先駆けて我が国で関節リウマチの新薬として製造販売の承認を受けた。現在、米国、欧州など世界九〇ヶ国以上で発売されている。

ここ一〇年間で関節リウマチ治療は著しく改善し、従来の治療目標は「痛みを和らげる、関節破壊を遅らせる」であったが、現在では「関節破壊を止める」ことが目標となっている。さらには運動機能の回復による生活の質の向上、そして生命の延長にも未来が見える所まで治療が進歩したといわれている。

免疫研究との出会い／免疫疾患はなぜ生じるのか

一九六九年四月、筆者は、中外製薬株式会社に入社し、約二ヶ月間の新入社員研修を終え、高田馬場にあった綜合研究所の生物研究部生化学研究室に配属された。直後、上司から「何かやりたい研究があるか?」と問われて、「特にありません」と答えた。すると「将来、重要になるから」と免疫研究を勧められた。

自己免疫疾患に興味を持つきっかけとなったのは入社五、六年後の、後に抗リウマチ剤として発売されるカルフェニールとの出会いであった。ある朝、研究所の最寄り駅である高田馬場駅からの出勤途上、歩きながら別の研究室の研究員から相談を受けた。カルフェニールは、免疫抑制作用も抗炎症作用(炎症を抑える作用)もないのに関節炎の症状を改善する。その機序は何なのかという問いかけであった。ほとんど日課であった新着雑誌の目次検索をしていた図書室でその謎は解けた。一九七五年の『ランセット』誌上にレバミゾールという駆虫薬がマクロファージを活性化させ、免疫を増強するにも拘わらず、関節リウマチ患者の症

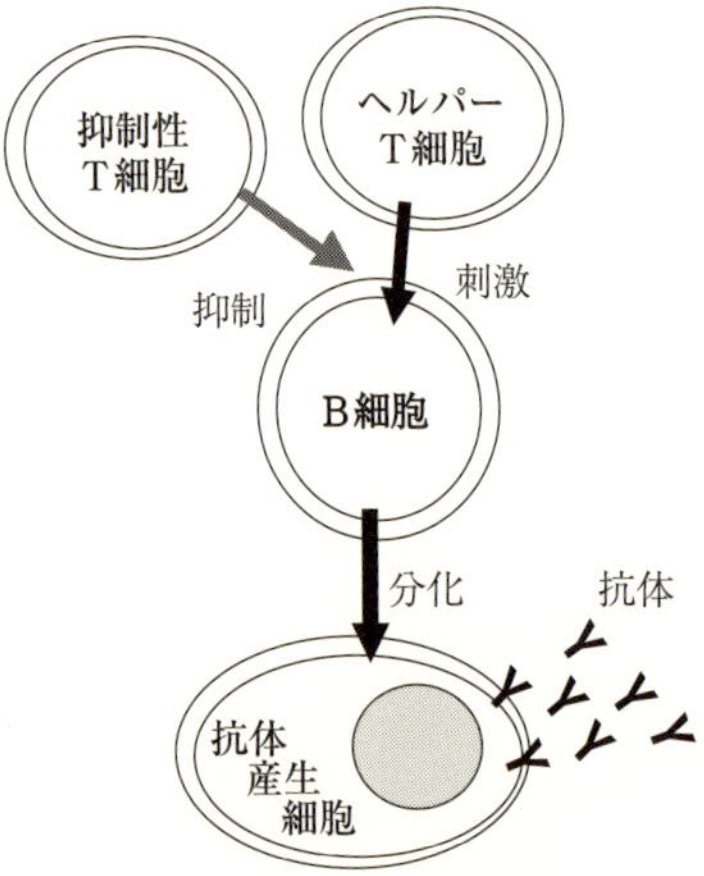

図2　自己免疫疾患のブレーキ故障説(T細胞とB細胞).
ヘルパーT細胞の指令を受けてB細胞が抗体産生細胞に増殖分化する．抑制性T細胞はヘルパーT細胞の働きを抑制する方向に作用し，B細胞が暴走して抗体を作り過ぎることがないようにきちんと調節する働きを演じている．すなわち，車の暴走を止めるブレーキ役である．この機能が低下するとB細胞が無秩序に活性化され，その結果，自己抗体産生の原因になると考える学説が「抑制性T細胞機能低下説」である．

状を改善したと記載されているコラムを見つけた。

たかだか一〇センチメートル四方程度の小さな記事であったが、目次のタイトルを筆者は見逃さなかった。そもそも、カルフェニールは抗酸化剤として研究されていた化合物であるが、マクロファージを活性化して異物貪食能を増強することも知られていた。さすればリンパ球を活性化させ免疫を増強する作用が期待できるのではないかと考えた。図2は抗体産生の仕組みを示している。リンパ球にはT細胞とB細胞の二種類あり、抗体産生細胞に分化するのはB細胞だけである。B細胞を増殖活性化するのはヘルパーT細胞と呼ばれる細胞であり、一方、抑制性T細胞は逆にB細胞の活性化を抑制する働きを担っていると考えられていた。

自己免疫疾患のひとつである全身性エリテマトーデス(SLE)では、自己の成分(自己抗原)であるDNAなどの核構成成分に対する自己抗体(抗DNA抗体)を産生する。血中で形成される抗DNA抗体と自己抗原であるDNAとの抗原抗体複合体が腎臓の糸球体の毛細血管に付着するので腎臓が障害される。このような患者では抑制性T細胞の機能が低下していることから、このことが自己抗体の産生を誘発する原因ではないかという説が提唱されていた。

そこで、筆者は、これらの実験的証拠に基づいてカルフェニールは低下した抑制性T細胞機能を回復させて免疫のバランスを正常化させることによって関節炎を抑制するのではないかとの推論を立てた。まず、最初に取り組んだのはニュージーランドブラック(NZB)、およびニュージーランドホワイト(NZW)と呼ばれる系統のマウスを交配して生まれる第一代交雑種でNZB/NZW・F1マウス(以下、ニュージーランドマウス)と呼ばれているマウスでの実験であった。このマウスは自己免疫疾患を自然発症する優れたモデルであり、加齢に伴って抑制性T細胞の機能が低下することも報告されていた。もし、そのマウスにカルフェニールを投与して抑制性T細胞の機能を回復できれば、自己抗体の産生を抑制して病気の発症を予防するであろうとの仮説を立てたのである。この仮説は的中し、カルフェニールは抑制性T細胞機能を活性化し、疾患を予防しマウスの寿命を著しく延長することが判った。

一九八四年、カルフェニールに製造販売許可が下りた。革新的な作用機序を持った新薬として世の注目を集めた。カルフェニールの臨床試験において中心的役割を果たした塩川優一（当時、順天堂大学教授）は、「中外製薬ならではの斬新でユニークな抗リウマチ薬である」と絶賛して新薬誕生を祝って下さった。海外でも脚光を浴び、大手製薬企業数社が販売権の獲得に興味を示した。筆者は上司と一緒に相手先を訪問し、打ち合わせを行なった。そうこうするうち、中外製薬が独自に欧州での開発を決定し、国際部という新しい組織を設置し、ドイツで臨床第一相試験（注2）を開始した。

（注2）　臨床第一相試験。健常人を対象にし、薬の安全性や体内でのふるまいを確認するための試験。その後、さらに安全性や有効性および適切な用量を調べる第二相試験に進む。

残念ながら、被験者の血中尿素窒素値が上昇し、腎臓に障害を引き起こすことが判明したために、海外からの撤退を余儀なくされた。日本でもカルフェニールの腎毒性発現が問題となり、用法、用量などに工夫が加えられた。しかし、その甲斐もなくやがて徐々に市場から敬遠される運命を辿った。カルフェニール発売後、一年足らずで跡を追うように開発が進められ市販された参天製薬のリマチルに台頭されることになったのも低落の一因である。それでも、発売数年後には三万人の患者の治療に用いられて、抗リウマチ薬としてトップブランドの地位を占め、年商で三〇億円を超える売り上げを達成した。

自己免疫疾患の治療薬は存在せず

関節リウマチ治療薬の変遷をカルフェニールが発売された一九八四年当時まで振り返ってみたい。

関節リウマチの薬物療法は一八九九年に合成されたアスピリンに始まった。お馴染みの非ステロイド系消炎鎮痛剤である。これらの抗炎症薬は、炎症による痛みを抑えることはできても関節の破壊を遅らせることはできなかった。それから半世紀経った一九五〇年にステロイド性抗炎症薬が登場したが、長期投与により重篤な副作用が現れるため必要なタイミングに短期間用いられるに留められている。

その後、病気の進行を緩和し、関節破壊を遅らせる抗リウマチ剤として注射金剤、D-ペニシラミン、クロロキンなどが開発された。注射金剤は結核の治療薬であり、結核に感染した関節リウマチ患者に注射したところ、リウマチの症状が和らいだことがきっかけで関節リウマチの治療にも用いられるようになった。D-ペニシラミンは金属と結合する作用を有するキレート剤として、銅による中毒が原因となって発症するウイルソン病の治療薬として用いられていた。クロロキンは抗マラリア剤である。これらの薬剤は、疾患修飾性抗リウマチ剤（DMARDs：Disease modifying anti-rheumatic drugs）と呼ばれ、いわゆる遅効性抗リウマチ薬である。元来、ほかの病気に使われていた薬で、偶然関節リウマチに対する有効性が見つけられたものである。したがってなぜ関節リウマチに効くのかは今もはっきりとは判らない。

そこにさっそうと登場したのが免疫調節剤カルフェニールであった。今までの抗リウマチ剤とは違い抑制性T細胞を活性化して歪んだ免疫機能のバランスを是正するという、斬新な作用機序を有する薬剤として世の注目を浴びた。しかし、カルフェニールを含めたこれらの薬剤の有効率は決して高いとはいえず、いずれも三〇パーセント前後で、しかも関節破壊を遅らせることができてもそれを食い止めることはできなかった。満足な治療ができずに関節の破壊が進み、関節機能が低下する患者は跡を絶たなかった。

このように関節リウマチは、原因不明の難病であるから治療法は臨床現場での偶然の発見に頼るしかなく、治療薬の開発はきわめて難しかったと言える。それらに対してカルフェニールは、動物モデルで関節炎を抑制する効果を認めた上で臨床での効果を確認したという点で従来の薬剤とは異なる開発のプロセスを踏んでいる。しかし、抑制性T細胞の機能を増強するという作用機序はその後で思いついた発想であるし、標的分子は今でも同定されないままである。

なお、その後十数年経った一九九九年に抗がん剤メトトレキサートが海外から導入され、関節リウマチの治療は著しく改善した。それでも、約三分の一の患者には効かないし、長期間を通して見ると関節の破壊が徐々に進行すると言われている。また、重篤な副作用が現れる心配もあった。なお、本剤も関節炎を伴った乾癬《かんせん》(慢性皮膚病のひとつ)の患者の皮膚病変の治療目的に用いられた際に関節炎の症状が改善したというまったくの偶然によって生まれた抗リウマチ剤である。

2　ブレーキ故障説からの転換

海外留学が転機

筆者が初めて関節リウマチの治療薬カルフェニールに出会った一九七〇年頃の話から始めよう。

車に喩えればカルフェニールはブレーキを修復する薬だと言える。すなわち、免疫の暴走を止める抑制性Ｔ細胞の働きを回復させる作用を示すからである。果たしてカルフェニールはどのような作用機序で低下した抑制性Ｔ細胞の機能を高めているのだろうか。筆者は興味をかきたてられた。しかし、これ以上自力で研究を展開していくことには無理があると思い、このテーマを抱えて海外に留学するのが得策であると考えた。この仕組みを解き明かすために選んだ留学先は、カリフォルニア大学デービス校のＭ・エリック・ガーシュイン研究室であった。ガーシュイン博士は、米国立衛生研究所（ＮＩＨ）から赴任して間もない新進気鋭の若い免疫学者であった。リウマチ医でもあったガーシュインは、全身性エリテマトーデスの免疫学的病態研究で多くの業績を残しており、抑制性T細胞機能低下説（喩えればブレーキ故障説）を提唱する一人だった。これが留学先に選んだ理由である。

しかし、留学が決まってから実際に渡米するまでの一年程度の間にも現地では新しい研究が進展していた。一九七五年に発表された、ひとつの新しい技術の開発がB細胞研究に新しい道を切り拓いた。すなわち、軟寒天中で骨髄細胞を培養すると血液幹細胞と呼ばれる血球の元になる細胞が分裂増殖を繰り返して、一つの細胞の周りに多数の細胞の輪が広がって細胞集団の塊を形成する（コロニー形成と呼ばれる）ことを利用した技術である。

この血球コロニー形成法は豪州のメルボルンにあるウォルター・アンド・エリザ・ホール医学研究所のドナルド・メトカーフらによって報告された技術である。骨髄細胞を培養するときに赤血球を増加させるエリスロポエチンと呼ばれる因子を添加すると赤血球コロニーが形成されるし、また顆粒球コロニー刺激因子（G-CSF）を添加すると顆粒球のコロニー形成が認められる。この原理が応用されて、リンパ球を培養するときに、B細胞増殖作用を有するリポ多糖体（LPS）を添加することによってB細胞のコロニーを形成させる技術が開発された。そのことが、胎生期肝臓や骨髄のような、T細胞に依存しないT細胞から独立した免疫組織でのB細胞の働きを解析することを可能にしたのである。

このような研究の新しい潮流に乗って抑制性T細胞に関する研究に代わって、B細胞の異常活性化によって自己抗体が出現すると考える「B細胞原因説」を検証する研究が計画され、実施されていた。そうとは知らずに渡米したわけであったが、今にして思えば、このときがアクテムラ誕生の原点となる大きな転機となったのである。

B細胞の異変が自己免疫疾患の原因か

サンフランシスコ国際空港に着陸したのは一九七八年八月末のことであった。妻と子供三人を同行しての初めての飛行機旅行であった。機外に最初の一歩を踏み出そうとしたその瞬間、何とも言えない奇妙な感情に襲われたことを今もしっかりと記憶している。いよいよ来てしまったんだ、未知の土地で未知の生活が始まる、その不安で頭が一杯だったのだ。空港にはウィル・サイトウという日系三世の方が出口まで出迎えてくれた。ガーシュイン研究室の実験助手である。「大杉さんですね」と挨拶してくれた後、片言の日本語で話しかけてくれ、ほっとした気分にさせてくれた。一時間半程度のドライブでデービスの町に着いた。

翌日、研究室で初めてガーシュインと顔を合わせた。もう一人の日系三世のロン・マキシマが筆者の世話係のような役割をしてくれるようだ。お恥ずかしい話だが、英語の判らない筆者では意思が通じないので必ずロンが会合に付き添いとして同席した。筆者と一緒にガーシュインの話を聞き、ノートを取って、研究室に戻ってから筆者にもう一度ガーシュインの話の内容を確認するのが常であった。

筆者はガーシュインから何をしたいかと希望を聞かれることもなく、いきなり、ニュージーランドマウスでのB細胞機能についてB細胞コロニー形成法を用いて調べるようにと実験手技を書いたマニュアルを渡された。よほど彼は筆者にその研究課題をやらせたかったのであろう。有無を言わせずであったが、筆者も何も言わずに受け入れた。とにかく毎日毎日が夢中であった。

研究を進めた結果、このマウスは、正常マウスと比べ、多数のB細胞コロニーを形成することが判った。脾臓でも、リンパ節でも、また骨髄でもB細胞異常が観察された。この異常は胎生期から既に認められることから生まれつきの内因性の異常であると推察された。この結果は、一九七九年『Journal of Immunology』に掲載された。筆者にとって憧れの的であった免疫学界における一流の学術誌であり、感無量であった。

B細胞がほんとうの原因?

筆者に与えられた次の課題は胸腺を欠損したヌード・ニュージーランドマウス(注3)が自己免疫疾患を発症するのかどうか観察することであった。胸腺を有する対照群マウスでは生後四、五ヶ月で自己であるＤＮＡに対する免疫学的寛容が破綻し、抗ＤＮＡ抗体を産生するようになる。この自己抗体が血中のＤＮＡと免疫複合体を形成し、腎臓の糸球体の毛細血管に付着する。するとそこで補体（血清中のタンパク質の一種で、抗体の働きを補う。主に体内に侵入した異物がマクロファージや好中球などに捕食され易くする働きをもつ）が活性化され、好中球（白血球の一種で、主に病原性の細菌などを捕食し殺菌する）が浸潤することで炎症反応が引き起こされ最終的には糸球体腎炎を発症し腎不全に陥り、九ヶ月頃から死亡する。

（注３）　ヌードマウス。Ｔ細胞の元になる細胞（前駆細胞）は骨髄で生まれる。そして前縦隔部（左右の肺に挟まれた領域の前方部）上部の胸骨の後ろ側にある「胸腺」という器官に移動し、そこで教育を受けて成熟したＴ細胞が完成する。ヌードマウスは突然変異によって胸腺を欠損したマウスであるが、体毛がないので、その見かけの姿からヌードマウスと呼ばれる。胸腺がないのでＴ細胞が欠損した免疫不全動物として貴重なマウスなのである。ガーシュインは自己免疫反応におけるＢ細胞の役割研究のため、胸腺を欠損したヌード・ニュージーランドマウスを作製した。

実験の結果は驚くべきものであった。抑制性Ｔ細胞もヘルパーＴ細胞も存在しないヌードマウスでも腎炎を発症し、腎不全を起こして死亡することが観察されたのである。抗ＤＮＡ抗体の産生も認められたので、自己抗体の産生にはＴ細胞が必要ではないことが判った。Ｔ細胞が欠損しているということは、ブレーキもなければアクセルもない自動車なので動き出せないはずなのに、不思議と動き出したのであった。何者かが自動車に力を加えている、すなわち、T細胞ではない他の何らかの要因がB細胞を活性化して自己抗体の産生を促したと推察される結果であった。これは世界で初めての実験的証拠であり、問題なく『Journal of Immunology』に掲載された(一九八〇年)。この年、パリで開催された国際免疫学会で筆者が結果を発表しトピックとなった。

最後に与えられた課題は今までに得られた事実、すなわち、B細胞が自己免疫疾患の本当の原因であることを裏付けるための実験であった。そのためにXid(X染色体連鎖免疫不全)遺伝子を導入したニュージーランドマウスが作製されたのである。この遺伝子を有するマウスは、B細胞に欠陥を生じて、IgMと呼ばれる種類(クラス)の抗体は産生するが、IgGクラスの抗体を産生することができない。腎炎を発症するのはDNAなどの核成分に対するIgG抗体であるので、このマウスでは自己免疫疾患は発症しないであろうと予測できた。果たして結果は期待通りであった。これまでの論文と同じく、『Journal of Immunology』に掲載された。

先の二つの論文と合わせて、いずれもB細胞の活性化が自己抗体産生の原因になっていることを示唆するものであり、これまでの抑制性T細胞の機能低下が自己免疫の原因であるとする学説に一石を投じたものであった。

B細胞阻害剤は免疫不全を起こす?

米国留学中に得られた知見はいずれもB細胞原因説を支持するものであり、これらの事実に基づいて、「B細胞を制御する薬剤が根本的な自己免疫疾患治療薬になるのではないか」、と考えるに至った。あるとき、キャンパス内を実験室からオフィスに移動中歩きながらガーシュインは「どうすれば自己抗体産生を防ぐことができると考えるか?」と問いかけてきた。筆者は「B細胞を抑制すれば良いのでは」と返事した。彼は「そんなことをすれば患者は免疫不全に陥るだろう」。そのときの二人の会話はそれで終わった。

その会話を今も鮮明に記憶しているのはどうしてだろうか。そのときはあえて博士に言葉を返しはしなかったが、半分「そうだよな~」と受け入れつつ、「でも今はそれしかない、それが現時点で考えうる最善の方法だ。免疫細胞全体を無差別に障害・死滅させるような既存の非特異的免疫抑制剤に比べればB細胞のみを選択的に阻害する薬剤なら、T細胞やマクロファージなど他の免疫細胞は生き残るのでそれだけ副作用が少ないはずだ」と思い巡らしていた。

それ以来ずっと考え続けていたからであろうか。幸運の女神はさらに筆者の味方となった。なぜなら、後になってB細胞の活性化因子であるインターロイキン6と巡り会わせてくれたからである。アクテムラはインターロイキン6によるB細胞の分化誘導作用を抑制するだけで、B細胞を破壊・消滅するような作用はない。その分、免疫不全などの重い副作用の発現が少ないにちがいない。

3 紆余曲折の薬探し

カルフェニールに優る治療薬を探せ

カルフェニールは、革新的な作用機序を持った新薬として社内外で大きな期待を集めていた。しかし、一方で有効性と安全性の両面から決して満足できるものではなく、前述したような状況から行く末が危ぶまれた。そこで一九八三年頃、社内では改良品の研究企画を立案するためにプロジェクトチームを発足させた。研究企画部門主導のチームだったが、一九八一年に海外留学から帰国した筆者もメンバーの一人となり、何回か開催された会合で熱のこもる議論を重ねた。

他のメンバーから「カルフェニールよりもさらに強力に抑制性T細胞を活性化できる改良品を開発するには何をどうすればいいのか」と問いかけられたとき、筆者は二つの理由を挙げて発想の転換を説いた。ひとつは先述のB細胞原因説に基づけば、抑制性T細胞を活性化することは間接的であり、直接B細胞を標的にする方が効果的なこと、もうひとつはカルフェニールがどのようにして抑制性T細胞の機能を回復させるのかの作用機序が不明のままその延長線上でモノを考えるのでは、先々行き詰るであろうということであった。

B細胞を標的にする研究は、米国留学で得られた研究成果に基づく着想であった。良く言えば斬新であったが、突拍子もない提案で、提案した本人でさえ確固たる自信があったわけではなかった。しかしながら、筆者の提案はチームメンバーの賛同を得た。筆者の話を聞いたメンバーが他に選択肢もなく、仕方がないと思ったのかもしれない。

関節リウマチ治療薬の開発には大きなリスクを背負うが、それでも敢えて、新薬の研究にさらなる多額の資源をつぎ込もうとしたのはなぜなのか少し説明しておこう。製薬企業では経営上の戦略の常套手段であるが、一つの新薬の開発に成功すれば、その改良品の開発に力を入れる場合が多い。今回の例で説明すれば、カルフェニールの開発を通して培われた抗リウマチ薬開発の経験・ノウハウ、関節リウマチ専門医などとの人的ネットワークや販売網の構築などが、その疾患領域における大きな財産・資源となって蓄積される。これを最大限に活用して次の製品の開発に活用すべきであるとの考えに基づくものである。

B細胞の阻害剤を探せ

研究テーマとして承認されるとテーマコードが付けられた。命名者は筆者であるが、ポリクローナルB細胞（ポリクローナルは複数のクローンという意味。ポリクローナルB細胞とは遺伝的な多様性をもつB細胞のことであり、遺伝的に完全に均質なモノクローナルB細胞と区別して呼ばれる）活性化現象を制御するという意味合いの Polyclonal B cell Modulator の頭文字を取ってPBM検体とした。研究予算も同時にこのとき確保された。テーマは決まっても新しい担当者がたった一人加わっただけであった。

かくして、まだ誰も手掛けていないB細胞を標的にした阻害剤を捜し求める長い旅が始まった。一九八四年のことであった。当時、サイクロスポリンAやタクロリムス（FK五〇六）などT細胞選択的な免疫抑制剤は存在したがB細胞の選択的な阻害剤は世界中どこにも存在しなかった。

阻害剤がみつからない／新しい評価方法が欲しい

「無から有を生む」、新薬の創出はこのように表現されることがあるが、一灯を頼んで闇夜を歩く心境だった。まず、「良い評価法が新薬の開発を生む」という言葉があるように、B細胞選択的阻害剤を発見するための優れた評価法が必須となる。例えば、このケースでは自己免疫の原因であるB細胞の活性化を引き起こす原因因子が判っていれば、その因子を細胞培養液中に添加してB細胞の活性化を誘導することができ、体の中で起こっている事象の重要な一部分を試験管の中で再現できる。

しかし、当初、そのような自己免疫疾患の原因因子が同定されていなかった。そのためその替わりになる、似たような性質を持つものとしてリポ多糖体（LPS）を用いることしか他に方法はなかった。リポ多糖体は、B細胞を刺激して、自己抗体産生を誘導することが判っていたので、その性質を利用して各種化合物のスクリーニングを行なったわけである。市販の化合物や社内で合成された化合物をランダムに選んで試験した。その結果、満足できるような強い活性を持った、いわゆるヒット化合物を見出すことはできなかったが、ポリアミン系の化合物がある程度の阻害活性を有していることが判り、論文投稿した（小森利彦ら、一九九一年）。一方、マウスモデルでもリポ多糖体を活用するしか他に選択肢はなかった。リポ多糖体を注射すると数日後に自己抗体が血中に現れるので、これを測定する方法を用いた。自己抗体の産生を有意に抑制したのはサイクロフォスファミドという強力な免疫抑制剤だけであった。この研究は、国際開発部から筆者の研究室に派遣された藤原英城が担当し、論文発表した（一九八八年）。この間、二、三年を費やしたであろうか。阻害剤探しは難航した。

自己免疫疾患マウスから原因因子を同定

東京大学医科学研究所免疫学教室助手の片桐拓也との巡り合いは、筆者が米国留学から帰国してすぐだった。同教室の助教授であった藤原道夫は免疫学的寛容の研究で日本をリードする研究者であり、自己の成分に対して免疫反応を営まないように制御されている、いわゆる寛容の仕組みがなぜどのようにして破綻するのか、そのメカニズムを解明する研究を進めていた。自己免疫疾患はT細胞に依存しないB細胞の異常活性化によって起こるとする筆者が留学中に得た一連の研究成果に共感を持ち、東京大学医科学研究所でのセミナーの講演に招待してくれたのが藤原であった。藤原の専門であったB細胞の寛容破綻のメカニズムと筆者らのB細胞異常活性化説との絡みに興味を持たれたことで、片桐との縁が始まった。

一方、同教室の教授であった狩野恭一はリンパ球表面上のある特定の糖鎖構造に興味があり、片桐にMRL/ℓprマウスという自己免疫疾患マウスのTリンパ球での解析を命じた。この解析研究には蛍光標識細胞ソーター（FACS）と呼ばれる高額機器が必要であった。この機器は当時日本にはたった三台しかなかった。これを使うために片桐は中外製薬の研究所にしばしば来るようになった。そしてMRL/ℓprマウス出来のTリンパ球には特定の糖鎖が検出されるという結果を見出して論文を発表した。

さらにこの糖鎖がリンパ球の増殖に関係しているのではないかと考えて研究を進めた結果、異常に分裂増殖するT細胞では酵素の一種であるFyn（注4）の活性化が生じていることを見出す。これらの知見から、この異常に活性化されたT細胞がポリクローナルB細胞活性化の元凶であり、このT細胞が増えているリンパ節を磨り潰せばその中に細胞の増殖を促す因子が含まれているであろうという発想が芽生えたという。それが、B細胞を刺激し自己抗体産生を誘導する因子の発見につながり、一九八五年に論文発表した。

（注4）Ｆｙｎ。細胞内外の情報伝達を担う酵素チロシンキナーゼの一種。後に、ＦｙｎはT細胞の抗原受容体に会合（複数の分子がくっついて一つの分子のようにふるまうこと）して抗原によるT細胞活性化に関与していることが判明している。

海外の研究者に先行された？

この研究が進行中、米国スクリップス・クリニック研究所のアルギリオス・テオフィロポロスがＭＲＬ／ℓｐｒマウスからℓ-ＢＣＤＦ（ＢＣＤＦはB細胞分化誘導因子。ℓはℓｐｒの頭文字であるℓ《エル》に由来する）を見出したと発表したのであった（一九八三年）。片桐は敗北を決め、得られた実験結果を纏めて論文を発表した後、それ以上の追究はしなかった。

しかし、ℓ-ＢＣＤＦ研究のその後の経過を辿ることができず、どういう結末を迎えたのか良くは判らない。この因子の遺伝子は見つけられていないようであるし、これらに関する特許出願も存在しないようなので、敗北を決めつけるのは早すぎたのかもしれない。

ついに発見されたインターロイキン6

インターロイキンは、白血球で産生され細胞外に分泌されて免疫系の細胞に作用し免疫応答を調節する役割を演じる一群のタンパク性因子の総称で、現在三〇種類以上発見されている。番号は発見された順番に付けられている。インターロイキン・サイトカイン類の研究に多くの日本人研究者が大いに貢献した。単行本『サイトカインハンティング――先頭を駆け抜けた日本人研究者たち』(日本インターフェロン・サイトカイン学会編、京都大学学術出版会、二〇一〇年)に詳しく紹介されている。

そのまえがきには「インターフェロン、サイトカイン、ケモカインそしてその受容体の発見の過程で、多くの日本人研究者達が先頭を駆け抜けた」と記されている。そしてその目次はインターフェロンに始まり、インターロイキン2、インターロイキン3、4、5、インターロイキン6、インターロイキン12、18、ケモカイン、顆粒球コロニー刺激因子へと続いている。発見に関わった日本人研究者自身が研究の軌跡をドラマチックに語っている。

インターロイキン6に関する平野俊夫、吉崎和幸、および岸本忠三各教授の記述によれば、発見の経緯は以下のようである。まず、一九七四年、岸本らはT細胞から分泌される可溶性タンパク因子がB細胞を抗体産生細胞に分化させる(第1章図2)という学説を発表した。T

細胞とB細胞を透析膜で隔離して互いに細胞と細胞が接触しないような培養の環境下でも抗体産生細胞が形成することを見出したのである。すなわち、透析膜を通過できるT細胞由来の可溶性因子が存在することを証明したのであった。そして、一九八六年、インターロイキン6の遺伝子構造が明らかにされ、『ネイチャー』誌一九八六年一一月六日号に掲載された。同年九月には海外の別の研究者によって26kDaタンパク、一〇月にはインターフェロンβ2として『European Journal of Biochemistry』と『EMBO Journal』にそれぞれ発表されるが、これらの遺伝子はいずれもインターロイキン6とまったく同じ塩基配列であった。いかに激しい競争であったかを物語っていて、まさに危機一髪であった。

ところで、片桐らと共同で見出したMRL／ℓprマウスを用いたB細胞分化作用を有する分子の探索研究はそれまでの成果を論文発表することで志半ばで終止符を打った。中止した理由は、既に書いたように、スクリップス・クリニック研究所のテオフィロポロスらによって明らかにされたℓ-BCDFで勝負に決着がついたと敗北を決めつけてしまったからであった。当時、そのグループは飛ぶ鳥を落とす勢いで、自己免疫疾患マウスの周辺研究で世界をリードしていたので、とてもまともに太刀打ちできる相手ではないと考えた、と片桐は後に述懐している。まもなく、中外製薬研究所を去った片桐は、東京大学医科学研究所での新たな研究課題に取り組むことになった。

一方、中外製薬では米国の研究者に先を越されたという理由に加え、独自でB細胞活性化因子の同定研究を継続発展させるには人的資源が不足していた。筆者の研究チーム、あるいは近くには生化学の専門家や遺伝子を扱える研究者がいなかったのである。社内組織横断的に他部署の生化学、遺伝子研究者との共同作業を提言し、社内会議での承認を受けるなどの道もあったはずであるが、そのようなことすら検討できなかった自分を力不足であったと正直に思う。筆者はそのあとにやってくる遺伝子探索の世界的競争の波に対して鈍感であったと言える。

また、一企業として取り組むには余りにも難度の高い基礎的研究であったともいえる。先に述べたテオフィロポロスの論文しかり、平野論文もしかりであるが、多数の共著者名が並んでいることが、それほど多くの研究者の参画が必要であることを示している。一つの分子の同定、遺伝子のクローニング(特定の遺伝子を単離すること)に研究室の総力を挙げて取り組んだ証拠であろう。実際、京都大学教授の本庶佑《ほんじょたすく》らがインターロイキン4遺伝子を同定し、発表したのを知った岸本、平野は、二人とも口を揃えて「インターロイキン6と同じ遺伝子だと思い、もう負けた、やられたと思って半ば諦めた」と回想している。その後も平野は、不整脈に襲われるほどの大きなプレッシャーを感じながら必死の努力を重ね、成功を勝ち取ったという(二〇一〇年クラフォード賞受賞の際に書いた小冊子『胡蝶の夢』)。

4 目指すべき標的分子はこれだ！
——衝撃の学会発表

インターロイキン6に関わる画期的な発表

インターロイキン6の遺伝子クローニングの論文それ自体は筆者に特別に大きなインパクトを与えるというものではなかった。なぜなら、この時点ではインターロイキン6が自己免疫疾患と深い関連があるかどうかについて未知だったからである。

ところが間もなく、一九八六年七月に岸本ら自身によって、筆者にとって大変衝撃的な発表がなされた。それはインターロイキン6が自己抗体を誘導する原因因子であることを強く示唆する事実であった。インターロイキン6を魅力的な創薬の標的分子へと導いた大発見で、学会会場でそれを聴いた筆者はとっさに「我々が自己免疫疾患マウスで捜し求めていたB細胞活性化因子はインターロイキン6そのもの、あるいはそれに似た因子ではないのか。しからばインターロイキン6阻害剤がB細胞をコントロールできる革新的な自己免疫疾患の治療薬になる」と直感した。

大きな衝撃を受けた発表内容は次のようなものであった。血液学的検査所見と臨床諸症状が自己免疫疾患のそれに類似した心房内粘液腫(良性の腫瘍)患者に遭遇した。すなわち、その患者は、関節リウマチなどの慢性炎症性疾患に共通する特徴的な血液検査所見であるC反応性タンパク(CRP)の値が高く、またガンマ・グロブリン値も高い、さらに自己抗体陽性、赤血球沈降速度(ESR)亢進などが認められ、全身倦怠感、発熱、食欲不振などの全身症状も訴えた。手術によって腫瘍を摘出した結果、上記の症状は綺麗に消失した。また、摘出した腫瘍細胞を培養したところ、培養液中に大量のインターロイキン6が検出された。したがって上記の症状はインターロイキン6により引き起こされていることが強く示唆されたというものであった。

これは、前述のマウスでの自己免疫疾患のB細胞原因説を裏付ける決定的な発見であった。すなわち、T細胞が存在しなくても、他の細胞からインターロイキン6が過剰に産生されることによって自己免疫疾患が発症することが明らかになったのであり、我々がマウスの実験から得ていた考えが臨床で証明されたのである。B細胞阻害剤のスクリーニング系の樹立を試行錯誤している中、岸本らによって格好の標的分子インターロイキン6が見出されたのであった。

純粋に免疫の仕組みを研究していた基礎免疫学者達の業績がもとになってインターロイキン6が自己免疫疾患の原因因子である可能性が唱えられたのである。実は、岸本グループは、大阪大学医学部第三内科学教室出身の医師(岸本自身もそうである)が多数在籍し、また岸本は第三内科の医師らの免疫研究も同時に統括していたため、同内科や関連医療機関の臨床医との情報交換が緊密に行なわれていたと思われる。この結果、キャッスルマン病、関節リウマチ、膠原病などの患者と常に接していた臨床医が近くにいたからこそ生まれた大発見ではなかったかと思う。

近年、基礎免疫学と臨床免疫学の相互交流の重要性が叫ばれ、臨床で得られた知見を基礎研究にフィードバックする動きが活発化している。大阪大学での「インターロイキン6の自己免疫原因説」の発見事例は、基礎から臨床へ、また臨床から基礎へと、研究成果が行ったり来たりしたという意味で、トランスレーショナルリサーチの環境が見事に整備されていた事例と言えるのではないか。

B細胞阻害剤からインターロイキン6阻害剤探しへ

心房内粘液腫患者から得られた知見しかないこの時点で、インターロイキン6阻害剤が自己免疫疾患の薬になるとの発想を抱き、阻害剤探しを敢行することを思い立った者はそう多くはいなかったであろう。永年に亘る自己免疫疾患マウスでの発病機序を研究してきたからこそ思いついた発想だと思っている。すなわち、胸腺を欠き、T細胞が存在しなくても自己免疫疾患が発症するという筆者が留学先で見出した知見が、臨床の場でも確認されたわけである。筆者らが追い求め、途中でその特定に挫折したB細胞活性化誘導因子がインターロイキン6そのものかも知れないとの直感がこのとき働いた。実際、岸本、中嶋彰による『新・現代免疫物語「抗体医薬」と「自然免疫」の驚異』(講談社ブルーバックス、二〇〇九年)には中外製薬以外からは共同研究の打診はなかったと記されている。

ただし、製薬企業ではない某社が一年近く経ってからではあるが興味を示し、我々のプロジェクトに参画した。「某社が中外製薬のプロジェクトに参画したいと言っている。一緒にやらないか?」と岸本から連絡があった。インターロイキン6の遺伝子クローニングは大阪大学の平野を中心に進められたのであるが、当然、若手の共同研究者の貢献もあったのではないかと思われる。その一人が、某社から岸本研究室に勉学目的で国内留学していた研究者だった。その研究者は岸本研での研鑽を通してインターロイキン6阻害剤のポテンシャルを肌で感じ取っていたのであろう。

三者共同研究の提案は、中外製薬にとっては歓迎すべきことであった。新薬開発の成功確率は二万五〇〇〇分の一という低いものであり、開発リスクの分散になるためである。この共同研究は中外製薬が英国医学研究所（ＭＲＣ）との共同研究を開始する直前の一九九〇年頃まで続いた。

産学連携に進む——大阪大学と中外製薬の共同研究

共同研究の可否について打診するために岸本を訪ねたのは入社に際してお世話になった先輩と筆者の二人であった。若輩の筆者一人では心もとなく思った研究開発本部長の指示によるものであった。対外折衝で経験豊富な先輩に付き添いを命じたのだ。我々のこれまでのマウスでの研究成果をお話し、インターロイキン６阻害剤の医薬品研究開発の可能性について説明したところ、岸本はそのポテンシャルについて理解し興味を示して下さった。

面談の結果、共同研究の条件として岸本から出された中外製薬側の研究費負担額は、筆者にとっては相当の額に映ったので研究開発本部長が受け入れてくれるのか大変気になった。しかし、筆者の心配をよそに本部長は二つ返事で「ゴーサイン」を出した。後で考えたことであるが、一九八六年といえばバブル時代、「時は金なり」と言われた時代であり、外部資源の有効活用が謳われて他の共同研究プロジェクトにも多額の資金が投入されていた時代であった。

岸本−中外製薬共同研究契約が締結され共同研究が始まった。中外製薬から研究員を派遣したが、これは双方にとってメリットがある。大学は研究員一人分の人件費が節約できる。一方、企業は研究員に研究力がつくし、また、多くの大学研究者との将来の人脈が形成できる。さらに、大学にリアルタイムで世界中から集まる最先端の情報が入ってくるなどの利点がある。

一九八六年、かくしてインターロイキン6阻害剤開発を夢見て第一歩を踏み出した。それまでは出口の見えない暗闇をさまよっていたのであるが、格好の疾患標的分子に遭遇し、闇夜に鉄砲を撃つことに終止符が打たれた。研究テーマ名は、インターロイキン6の当時の呼称ＢＳＦ2をもじってＢＦ検体とし、既存のＢ細胞阻害剤探索研究テーマであったＰＢＭ検体から独立させてスタートを切った。

半年ほど前に米国立衛生研究所（ＮＩＨ）の一機関である米国立がん研究所（ＮＣＩ）への派遣から帰国したばかりの福井博泰がチームメンバーとなり、最初に岸本研究室に派遣された。筆者がリーダーで、チームメンバーは福井たった一人であった。しばらくして、別のグループの小石原保夫が熊本大学への派遣から戻ってチームに加わった。

共同研究が始まり、両者の作業分担を含め将来計画を話し合った。岸本研での定期的会合は月に一回行なわれ、お互いの研究の進捗を報告、議論し次の目標を立てた。インターロイキン6の遺伝子が同定されたのは一九八六年。その当時はサイトカインの細胞内信号伝達の仕組みはほとんど解明されていなかった。そういうわけで、次の大学側の興味の対象は細胞内への信号伝達に重要な働きを担う「インターロイキン6受容体」を同定することにあった。さっそく、受容体遺伝子の探索作業に入ることになった。筆者とは別の研究室に所属していた平田裕一は遺伝子工学のエキスパートとして岸本研究室に派遣され、平野・田賀哲也（現東京医科歯科大学教授）の指導の下、インターロイキン6受容体遺伝子を同定する作業に従事した。

会社側は大学で同定された受容体そのものを阻害剤として活用することを狙っていた。すなわち、受容体分子全体の中の細胞の外に突き出した部分がインターロイキン6と結合するのであるから、その部分を活用すればインターロイキン6を捕捉してB細胞活性化の阻害作用を示すであろうと想定されたのである。実際、当時、同じような発想に基づき、受容体を薬剤として開発しようと研究を進めるグループがあった。例えば、インターロイキン1受容体を解熱などの抗炎症剤として開発している企業があったし、Ｆｃε受容体（注5）によって免疫グロブリンEを捕捉する抗アレルギー剤の開発が進められていた。

（注5）　Ｆｃε受容体。免疫グロブリンE（アレルギーの原因となる抗体の一種）と結合する受容体。アレルギー症状を惹き起す元凶である肥満細胞などの表面に存在する分子。

一年後には大学側によって計画通り受容体遺伝子が同定され、この成果に基づいて企業側では様々な長さの可溶性受容体を作製し、阻害活性を調べた。しかし、インターロイキン6に結合して捕捉できてもインターロイキン6の作用を阻害することはなく、逆に細胞内にインターロイキン6の信号を伝達する活性を示すのであった。その謎は、大学側によって信号伝達の仕組みの全貌が明らかにされた結果、見事に解き明かされることになる。

インターロイキン6の信号伝達経路はユニークであった。図3左側に示したように、インターロイキン6は細胞膜上の受容体と結合した後、gp130と呼ばれる第二の受容体と会合し、この三者複合体が二組会合して六量体を形成する。その結果、二分子のgp130は細胞質内の領域で互いに接近して融合する。すると、キナーゼと呼ばれるタンパクをリン酸化する酵素が活性化されることで細胞内への信号伝達系が動き出し、インターロイキン6の信号が最終的に核に伝達される。一方、図3右側のように、体液中には可溶性インターロイキン6受容体（膜結合型受容体に対比して「可溶性受容体」と呼ばれる）が存在し、インターロイキン6と複合体を形成する。この複合体は細胞表面上のgp130と会合してインターロイキン6の信号を細胞内に伝達する。したがって、インターロイキン6は受容体を発現していない細胞でもgp130を介して作用を発揮することができる。

このように、可溶性インターロイキン6受容体は、インターロイキン6と結合することで

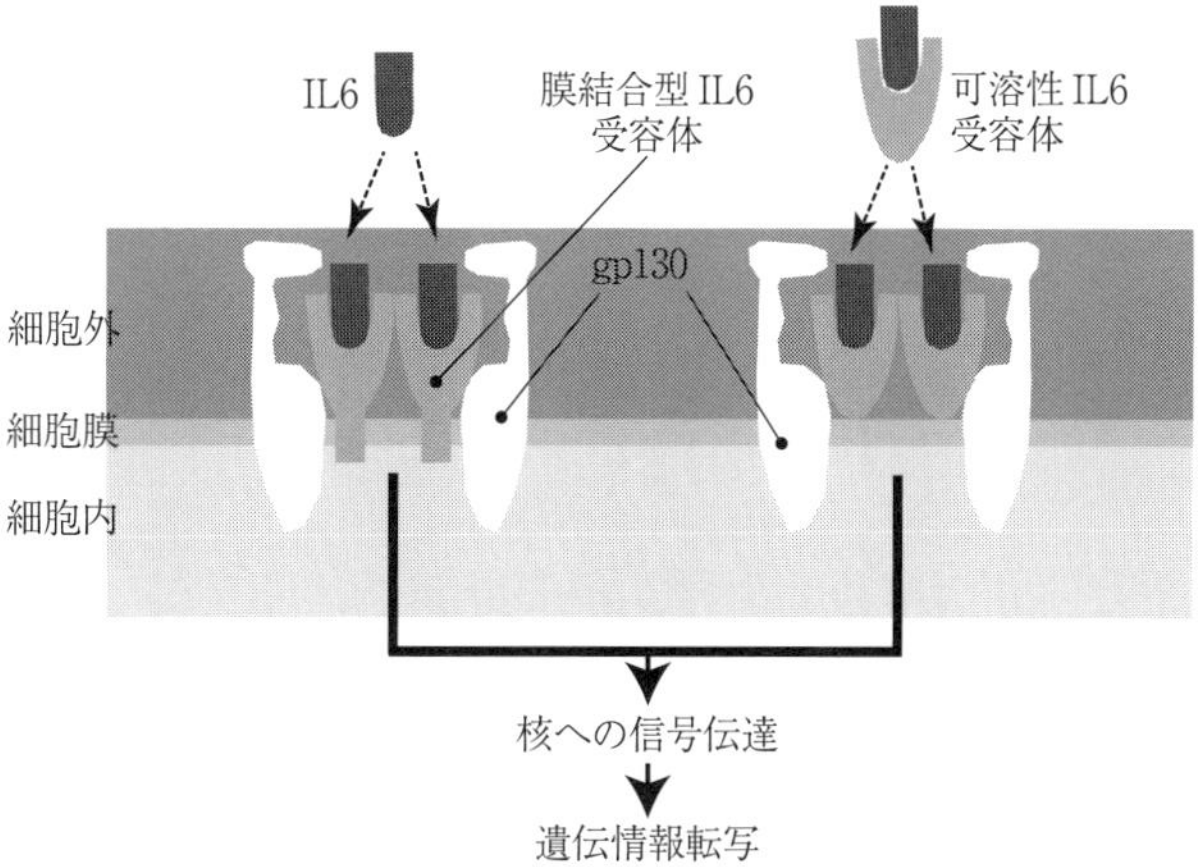

図 3　インターロイキン 6(IL6)による細胞内信号伝達の様式．
細胞膜表面に発現している IL6 受容体に IL6 が結合すると 2 番目の受容体である gp130 と呼ばれる分子と結合し三量体(3 つの分子が結合した重合体)を形成する．この三量体が 2 組合わさって最終的に六量体が形成される(図の左半分)と，gp130 分子の細胞内の領域が互いに会合して，細胞内で一連の反応が進み，最終的に核に情報が伝わる．一方，血液中や関節液中には可溶性の受容体が存在する．IL6 と結合した後は gp130 分子と会合し(図の右半分)，膜結合型受容体と同じように細胞内に信号を伝える．

膜結合型受容体と同様に信号を伝えてしまうため、インターロイキン6阻害剤としては働かない。この研究成果を受けて、可溶性受容体の医薬化の試みを中止した。

一方、大阪大学側で受容体遺伝子がクローニングされるのを待っている間、中外製薬側で進行したインターロイキン6阻害剤探しにも困難が待ち受けていた。

阻害剤探しに先立ち、共同研究の開始直後に岸本研究室に派遣された福井が、阻害剤探しに必要な技術を習得してきた。数ヶ月間の短期間の派遣であった。インターロイキン6の活性測定に必要な細胞株、CESS、CL4の提供を受け、会社に持ち帰った。いずれもB細胞株でインターロイキン6を添加して培養すると、培養液中に免疫グロブリンのIgG、およびIgMをそれぞれ合成し分泌する。分泌された免疫グロブリンを、酵素抗体法を用いて定量することにより、インターロイキン6の活性を測定するのである。福井は入社後、免疫賦活作用を有する抗がん剤ピシバニールの研究に従事し、東海大学医学部の病理学教室に数年、引き続き米国留学先のNCIで研鑽を積み、免疫研究者としての知識、ノウハウを身につけていたし、一方、小石原は細胞培養技術やタンパク性物質の取り扱いなどに極めて長けていたので、これらの技術移管はスムースに進んだ。

会社に持ち帰った技術を利用してさっそく、インターロイキン6阻害剤を探す作業を開始した。しかし、試験した検体はすべて陰性であった。

その後、インターロイキン6とインターロイキン6受容体との結合反応を定量化するための酵素免疫測定法が確立したので、その方法を用いて社内に保管されていた多数の有機合成化合物や微生物から抽出精製した物質や植物成分などの天然化合物の中にインターロイキン6の結合を阻害するモノがないか探し求めたが、成果はまったく上がらなかった。

分子量の大きなタンパク同士の結合はそれぞれの分子の一部分を介して行なわれる。例えば、インターロイキン6にはインターロイキン6受容体と結合する活性領域が、また、受容体にはインターロイキン6と結合する中心部位が存在する。もし、インターロイキン6の活性部位が明らかになれば、その構造を解析することによって低分子阻害剤の分子構造の理論的設計の際に有力な情報となる。

そこで、約二〇〇個のアミノ酸から構成されているインターロイキン6分子全体のアミノ酸配列のうち、様々な領域を無作為に選択し、連続する二〇〜三〇程度のアミノ酸の部分ペプチドを合成し、阻害作用を調べた。結果はどのペプチドにも阻害活性は認められなかった。五〇アミノ酸程度以上もの長い断片にしか結合活性が認められないことが判明した。

一九八七年には受容体のアミノ酸配列が判明し、同様の検討を加えたが、その結果判ったことは、インターロイキン6の場合と同じように受容体分子の大部分が必要だということであった。

これらの事実からインターロイキン6、ならびにインターロイキン6受容体間の相互認識は、三次元構造によって形成された結合活性領域によって行なわれていることが強く示唆された。すなわち、ペプチド鎖の一次配列上では互いに遠く離れた位置に存在するアミノ酸が、ペプチド鎖が折り畳まれて三次元構造を取った際には互いに近づき活性中心を形成しているのである。

かくして、共同研究の開始から三年経った一九八九年には打つべく手はすべて打ち尽くされて途方に暮れていた。

5
抗体医薬アクテムラの発明

実は中外製薬はバイオテクノロジー領域への事業としての本格的取り組みにおいては、国内他社と比較しても後れをとっていた。バイオ参入を決定したのは一九八一年であった。一九八二年のGenetics Institute（ＧＩ）への資本出資がきっかけで、この領域に本格的に進出することになり、数年後にはエポジン（遺伝子組み換えヒトエリスロポエチン製剤）の活性本体であるエリスロポエチン（赤血球の産生を促進するホルモン）の導入に成功する。一九八四年、エポジンの技術導入契約を締結し（ＧＩ社のウェブサイトによる）大量生産のノウハウはＧＩ社の技術者による直接指導によって取得していった。そのために中外製薬は研究者・技術者を五、六名現地に数週間派遣して細胞培養法の伝授を受けた。

富士御殿場新研究所の開設は一九八七年六月であった。研究所は四つの研究部門から構成されていたが、研究第二部では部員が総出でエポジンの研究開発に集中していた。中外製薬は、一九九〇年にエポジンを透析患者に見られる腎性貧血の治療薬として、そして一九九一年に白血球を増加させるノイトロジン(遺伝子組み換えヒト顆粒球コロニー刺激因子製剤)をがん治療薬の副作用である白血球減少を改善する薬剤として、立て続けにバイオ医薬品を発売することに成功した。これによって中外製薬は、バイオ研究開発の日本におけるパイオニア的存在となった。

様々な作用を示すインターロイキン6

インターロイキン6の遺伝子が公表されるや思わぬ展開が起こる。肝細胞に働いてC反応性タンパク(CRP)を合成する因子は、「肝細胞刺激因子」と呼んで研究されていたが、遺伝子の配列を調べた結果、インターロイキン6と同じであった。また、「形質細胞・ハイブリドーマ成長因子」と呼ばれて研究されてきたものもインターロイキン6であった。昔から、マウスのお腹に鉱物油を注射すると形質細胞腫が発症することが知られていたが、お腹の中で大量に産生されるインターロイキン6が原因であることが明らかになった。

このように世界中でそれぞれ別々の研究グループが各々の名前を付けて取り組んできた研究からインターロイキン6は単にB細胞に作用するだけではなく、様々な細胞に働き、多彩な生物作用を発揮することが判ったのである(図4)。その中の一つに血小板増多作用がある。

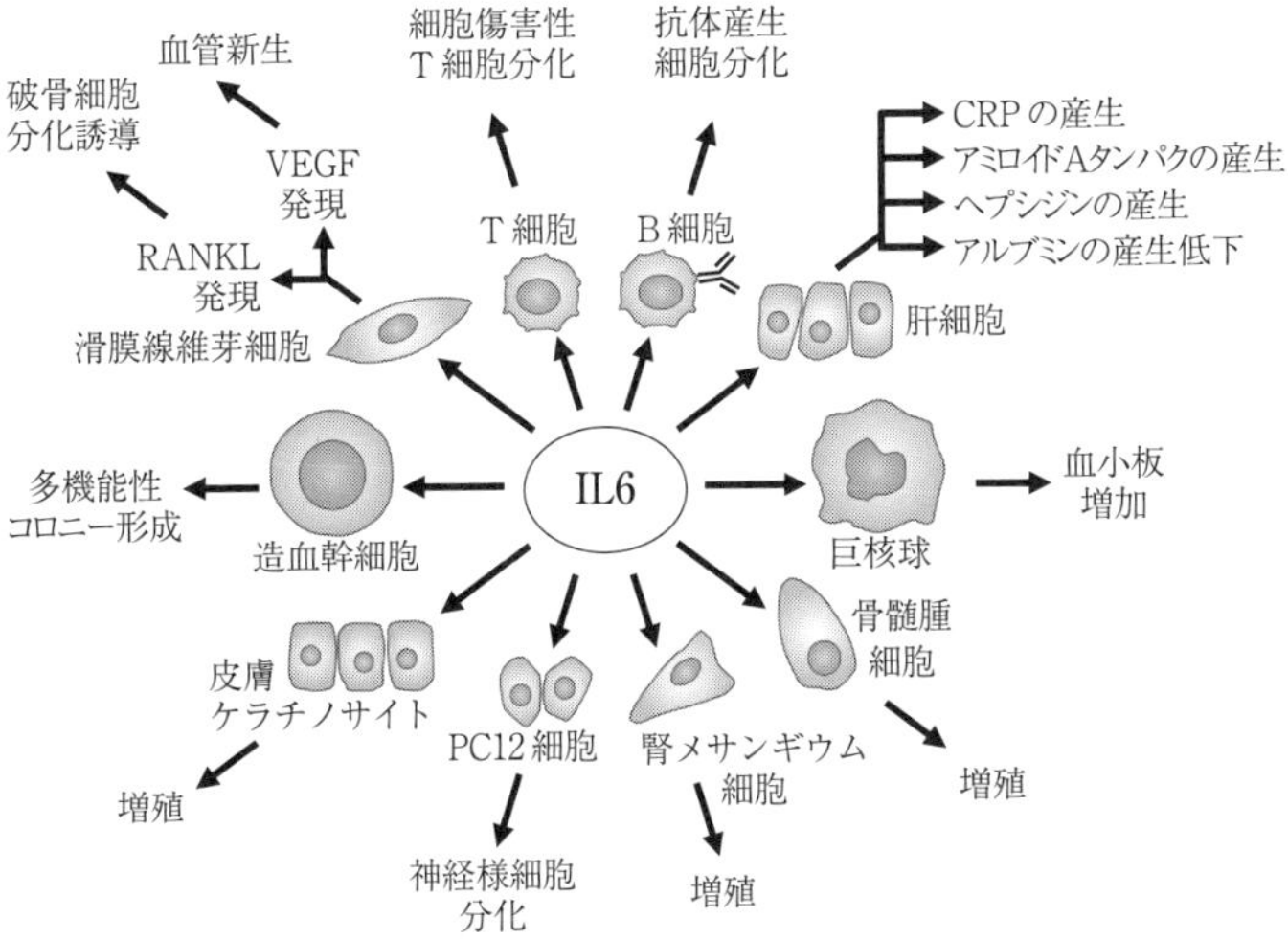

図 4　インターロイキン 6 の多彩な作用.
矢印はインターロイキン 6(IL6)が作用する各々の細胞に向けられている．細胞のさらに向こう側に伸びた矢印の先にはインターロイキン 6 の信号伝達の結果として起こる事象(細胞増殖や分化など)が記されている．(西本，吉崎『医学のあゆみ』188：942-948(1999)を一部改変)

インターロイキン6は巨核球に作用し、血小板をたくさん作り出す作用を有していることが報告された。

エポジンとノイトロジンの開発に成功した中外製薬は、この勢いに乗り、次は血小板を増加させるタンパク性因子の開発に触手を伸ばした。すなわち、赤血球、白血球、血小板をそれぞれ増加させる血球増多因子三点セットを狙ったのである。血液領域での二つのバイオ医薬品の研究開発を通して多くの社員が血液領域における科学的知識、基盤技術を培い、社外血液領域研究者との人的ネットワークを構築することで、同じ血液領域に属する血小板増多剤の研究開発に有利な条件が整っていたのである。

また、バイオ医薬品の生産のノウハウを会得できたことの意味は大変大きかったと考えられる。それまでの低分子医薬品の製造法とはまったく異なった専門的技術が要求されるので、開発経験のない企業はバイオ医薬品の開発参入に二の足を踏むからである。中外製薬にはこのアドバンテージを有効に活用しようとの狙いがあったのであろう。そのようなわけで中外製薬が血小板を増加させる作用を有しているインターロイキン6に特別な興味を示したのは当然の成り行きで、他社からの開発権獲得の可能性を探る行動を起こし始めていた。

筆者は、大阪大学との共同研究をすでに開始しており、インターロイキン6の周辺情報は逐一入って来ていた。がん患者の免疫機能を活性化する薬剤として開発を進める過程での出来事であったが、インターロイキン6を患者に注射したところ、激しい副作用症状が現れたという最新情報も得ていた。筆者は、インターロイキン6が自己免疫疾患の原因因子である可能性が高く、このようなものを薬にするのは難しいということを感じ取っていた。

ある日、本社の企画部の幹部から連絡が入り、インターロイキン6の作用特性を知りたい、どのような副作用を生じる可能性があるのかを教えてほしい、とのことだったので、「インターロイキン6は百害あって一利なし」の根拠をまとめて報告した。筆者が研究第二部の部長代理になって多くの部員をまとめる立場になった折には、インターロイキン6の阻害剤を開発しようとする研究グループとインターロイキン6そのものを血小板増多剤として開発することを目指すグループが混在するという奇妙な状態がしばらく続いた。無論、筆者は阻害剤推進派の中心人物であり、インターロイキン6推進派にとっては面白くない存在であったかもしれないと思う。

大阪大学との共同研究が始まって二、三年後のことであった。新研究所が稼働して数年、二代目所長として赴任してきたのは、本社でエポジンの開発を担当した方だった。新所長の新しい方針のもと、新しい研究体制が整えられ、研究領域にも「選択と集中」の波が押し寄せた。二つのバイオ医薬品の開発に成功した、その経験と技術の強みを生かして更にバイオ企業としての発展を目指していた。先に述べたようにインターロイキン6を血小板増多剤として開発を進めようとしていたのもこの路線に沿った方針であった。

重点領域から漏れた免疫・アレルギー領域の研究テーマのいくつかは撤退に追い込まれ、インターロイキン6阻害剤の研究テーマも風前の灯と筆者は感じていた。可溶性受容体で挫折し、低分子量の化合物でもヒットするモノがないなど、苦境に追い込まれていたからだった。

打つ手を打ちつくし途方に暮れていたが、薬を創りたいという執念は消えていなかった。

挫折から立ち直ることができないのかと必死に考えていた。そして基礎実験でインターロイキン6の作用を阻害するために使っていたインターロイキン6受容体に対するマウスのモノクローナル抗体（一九八九年、平田らにより報告されてPM1と呼ばれていた）を開発の候補品にしようと思い立った。

しかし、適応疾患が自己免疫疾患では生産コストが高くて利益を上げる見通しが立たないという理由でPM1の開発は承認されない（第7章で詳述）。さらに、もう一つ問題になったのは、自己免疫疾患の原因は抗体であるという事実である。そのような疾患に抗体を注射すれば体内で抗原と結合し、治療どころか、逆に自己免疫疾患を誘導するのではないかとの危険性が懸念された。

ヒト化抗体を多発性骨髄腫治療薬として開発提案

そこで助けられたのは、広島大学原爆放射能医学（現・放射線医科学）研究所の河野《かわの》道生《みちお》（後に、山口大学教授）が発見した、「インターロイキン6が多発性骨髄腫の増殖因子である」という事実であった。一九八八年、『ネイチャー』誌に発表された。

河野は骨髄腫という病気を細胞学的な観点から考察する研究を展開し、学会に新風を吹き込んだ新進気鋭の研究者であった。河野は、骨髄腫細胞を培養しているうちに、あるタンパク性の因子が細胞の増殖を促進することを発見し、その因子の同定を試みていた。様々な研究結果からその因子がどうもインターロイキン６に似た性格を有していることに気づき、もしやと思い、平野に依頼してインターロイキン６に対する抗体ＭＨ１６６を入手した。この抗体はインターロイキン６に結合してその活性を中和する働きを有していたので、インターロイキン６の作用をブロックし骨髄腫細胞の増殖を止めるのではないかと考えたのであった。

その仮説は見事に的中した。患者から採取した細胞を培養すると細胞が自己増殖するが、そのときインターロイキン６に対する抗体を添加すると細胞の増殖が抑制されることを突き止めた。骨髄腫細胞は自らインターロイキン６を細胞外に分泌し、自らを刺激して自己増殖を続ける、いわゆるオートクライン増殖能を獲得していることを証明するという結果を得たのである。この論文は『ネイチャー』誌に掲載されたことからして、いかにインパクトの強い斬新な知見であったのかが理解できよう。

筆者は、当時、がんの治療薬といえば化学療法剤であった時代に、このような新しい作用機構を有するがん治療薬の研究開発は周りの注目を集めるに違いないと考え、インターロイキン６受容体に対するモノクローナル抗体の開発を提案したのであった。

崖っぷちに追い詰められて放った苦肉の策であった。抗体はれっきとしたバイオ医薬品であり、バイオの開発に選択・集中しようとしていた研究所幹部の心を射止めた窮余の一策であった。多発性骨髄腫の治療薬であれば高い薬価がつくと予想されるので生産コストを吸収できると評価されたのである。一九九〇年、骨髄腫の治療薬としてこの抗体のヒト化抗体を開発するという提案は承認された。首の皮一枚で命が繋がった感がある。

ヒト化抗インターロイキン6受容体抗体（アクテムラ）の発明

抗体を医薬化する方針は決定したものの、当時は抗体が医薬として承認され臨床現場で広く利用されている例は世界的にみてもなかった。唯一、T細胞に対するマウス抗体が臓器移植時に起こる拒絶反応抑制剤として一九八六年に発売されていた。モノクローナル抗体は均一な抗体で、マウス形質細胞（抗体産生細胞）と骨髄腫細胞とを融合させて作製される「ハイブリドーマ」と呼ばれる融合細胞で作られる。しかし、こうして作られた抗体はマウス由来タンパクであるため、そのままヒトに投与すると免疫原性が問題となり、投与した抗体に対する抗体がヒトの体内で作られてしまう。そのため、繰り返し投与できないので実用に耐えない。また、当時は抗体を大量生産する方法論も確立されておらず、工業化にも乗り越えなければならない高いハードルがあった。

このように、当時は、抗体を医薬化する、という発想自体がチャレンジングであった。それにもかかわらず、中外製薬社内ではインターロイキン6受容体抗体の研究開発に強い理解と支援があった。中外製薬は、それまでに構築された生産法の技術基盤、および製品の製造プロセス、タンパク製剤製造技術を生かすために、エポジン、ノイトロジンに次ぐ第三の生物学的製剤が求められていた。そのようなことから、社内の後押しが得られたのである。

旧研究所は高田馬場にあった。そこで有志による週一回の雑誌会と称した勉強会が就業終了後に行なわれていた。入社間もない研究員が一九八五年頃に開発された遺伝子工学的手法による抗体のヒト化技術の概略を紹介した(図5)。マウス抗体を医薬化するためには、その配列の一部をヒト由来配列に置き換えて抗原性を低下させる抗体ヒト化技術が必要となる。当時、この技術に成功していたのが英国医学研究所(MRC)であった。当研究所のグレグ・ウインターらは、マウス抗体の相補性決定領域(CDR)のみをヒト抗体遺伝子上に移植して入れ替えるCDR移植法と呼ばれる画期的な技術を開発していた。本技術は、我が国では一九八七年末に特許公開されており(特許2912618号)、当時は先端の技術であった。

その技術内容を覚えていた筆者は、上述のマウスモノクローナル抗体をヒト化して開発することをチームのメンバーに打診した。四〇人程度の研究員の事務机が並ぶ細長い部屋の端っこに一〇人掛け位のテーブルが置かれていた。そこは、皆がコーヒーやお茶を飲んだり、煙草をふかして一休みしたり団らんするためのスペースだった。そこで、「仕方がないから抗体でいこう」と筆者が福井に言ったとき、彼は同じ勉強会の一員であったので、「抗体で

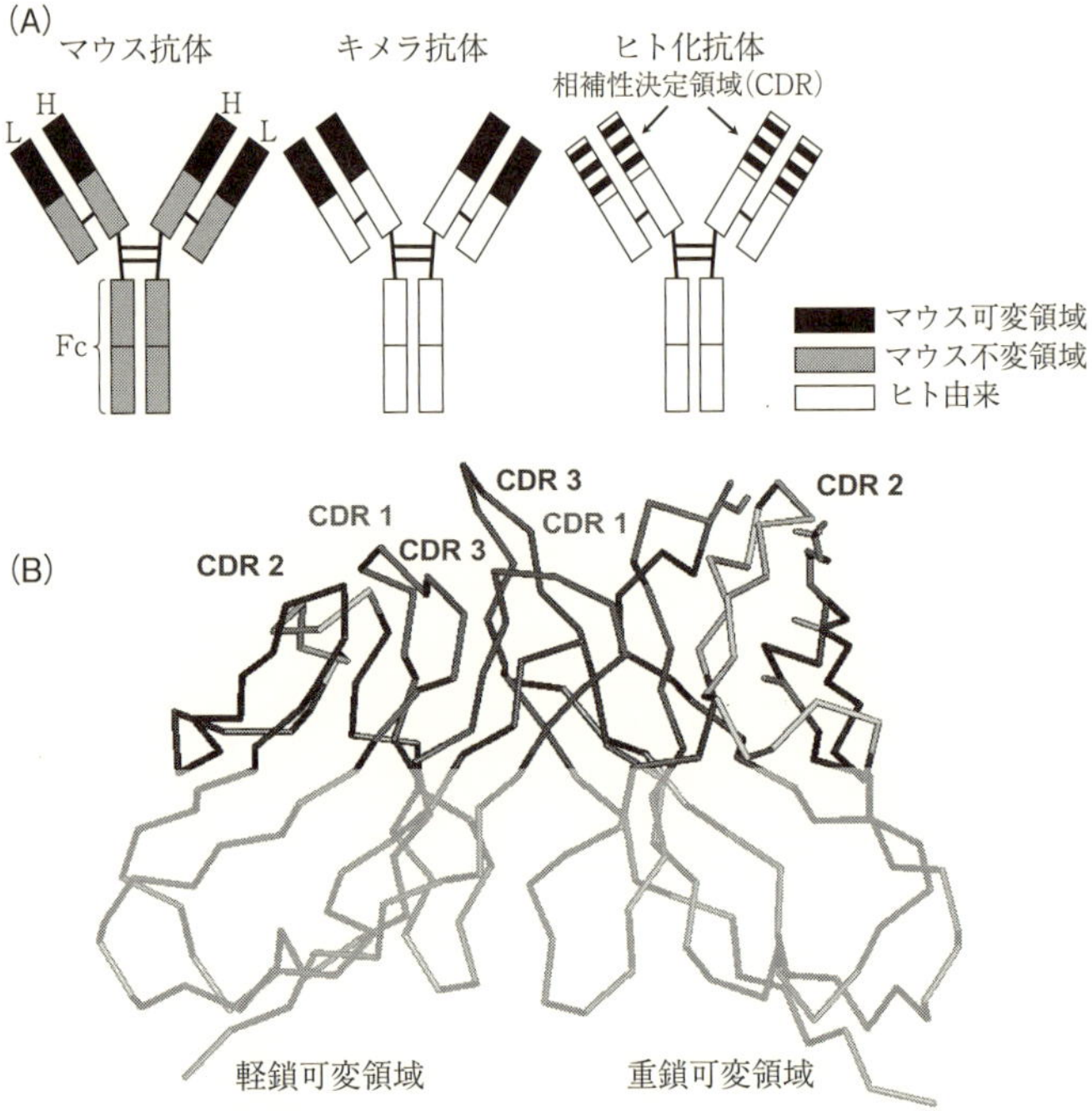

いくのはいいですけど、ヒト化することが前提ですよ」と言葉を返してきた。筆者は「もちろん、それは当たり前だよ」と勢いよく言い返したのを記憶している。二人の会話をそばで他テーマを担当していた研究員が聞いていたが、恐らく『随分、奇想天外なことを議論しているなあ〜』と思ったに違いない。

　しかし、大方の予想を超えて夢が現実に近づいていく。マウス抗体のヒト化により抗原性が除去されるので繰り返して注射できるようになり、

図5 マウス抗体をヒト化する技術.
(A) 相補性決定領域(CDR)は，抗体分子の重鎖(H鎖と呼ばれる長い方のペプチド鎖)，および軽鎖(L鎖と呼ばれる短い方のペプチド鎖)の可変領域にそれぞれ3ヶ所ずつ合計で6ヶ所存在し，抗原に対する親和性と特異性を担っている．キメラ抗体(図中央)とは，マウス由来の可変領域をそっくりそのまま残し，不変領域をヒトの遺伝子と置き換えた抗体を指す．これをさらにCDRのみマウス由来の遺伝子を残し，それ以外の部分はすべてヒトの遺伝子で置き換えたものをヒト化抗体(図右)と呼んでいる．完成したヒト化抗体の可変領域は，ヒト由来のフレームワーク領域1〜4の4つの領域とマウス由来のCDR1〜3の3つの領域が順次モザイク状に連結された状態になる(『日本薬理学会誌』126, 419–425, 2005)．キメラ抗体は，CDR以外にもマウス由来の領域が存在するので，ヒトに投与された場合，キメラ抗体に対する抗体が産生されるという問題が生じる．
(B) 抗体の可変領域の3次元構造(コンピューター・グラフィックス)．ペプチドの1次元構造ではそれぞれ離れ離れになっている6個の相補性決定領域CDR(濃い線で描いてある)は3次元構造で見ると抗体分子の先端部に集結し，対応する抗原と結合する役割を果たしていることが判る(巻頭口絵参照)．(Ono, K., et al., Molecular Immunology, 1999; 36: 387より引用，改変)

また、血中半減期を大幅に延長できるので、この先端技術の開発によって抗体が広く医薬品として開発される道が切り拓かれていったのである。アクテムラにとってタイムリーに完成されたお誂え向きの最新鋭技術であった。研究所長らと一緒に世界中を駆け回り調査した結果、英国医学研究所と米国シリコンバレーにあるProtein Design Laboratories(PDL)社が最終候補に残ったが、結局、英国医学研究所との共同研究が最善との結論に達した。決め手になったのは、委託研究費用が安いことと中外製薬研究員を受け入れてくれたことであった。一九九〇年、またしても共同研究が始まった。

中外製薬から二名の研究員が派遣された。当初の行程表では一年間で抗インターロイキン6受容体抗体のヒト化を完成する予定であったが、約九ヶ月でヒト化抗体の作製に成功した。しかも、マウス抗体の活性を一〇〇パーセント保持したままのヒト化抗体は世界で初めての快挙であった（佐藤功、土屋政幸らにより、一九九三年に論文発表）。

こうして、アクテムラの主薬効成分、ヒト化抗インターロイキン6受容体抗体が誕生した。

6 インターロイキン6はいったい何をしているのか？

動物実験モデルから見えてきたこと

前章で述べたように、インターロイキン6が多彩な生物活性を保有していることは細胞レベルの実験で明らかになっていた。しかし、体全体の仕組みの中ではどうなのかはっきりとは判らなかった。それらの点の解明に貢献したのは、発生工学技術とアクテムラのマウス版ともいえる抗体、すなわちラットで作られたマウスインターロイキン6受容体に対する抗体（MR16-1と呼んでいる）で、この二つが強力な武器になった。

さらに、アクテムラがサルのインターロイキン6受容体と交差反応性（注6）を示したのも幸運だった。その結果、サルを用いた研究を通してアクテムラの有効性と安全性の両面に関して筆者らが自信を持つに至った。以下、これらの動物実験からどんなことが明らかになっていったのかを記す。

（注6）　交差反応性。本来の抗原とは異なる抗原と結合すること。この場合、本来はヒトのインターロイキン6受容体と結合するアクテムラが、サルのインターロイキン6受容体とも結合したことを指す。

発生工学を利用したトランスジェニックマウスとノックアウトマウスの作製

遺伝子工学の技術が進歩し、細胞内に特定の外部遺伝子を人為的に導入することができるようになった。一九八〇年代には、この技術はマウス受精卵にも応用されるようになり、自由自在に特定のヒト遺伝子を導入された遺伝子改変マウス（トランスジェニックマウス）を作製することが可能になった。一九八九年、岸本研の末松佐知子博士は、ヒトのインターロイキン6遺伝子を導入したマウスの作製に成功したと報告した。受精卵にヒトインターロイキン6遺伝子を導入し、同系マウスの子宮内に戻すと、生まれてくるマウスの体内では、導入された遺伝子によるヒトインターロイキン6が多量に産生されるようになる。このマウスは、先述の試験管内での細胞レベルの実験で確かめられたインターロイキン6の生物活性のほとんどすべてを形質として発現した。すなわち、B細胞から分化した形質細胞（抗体産生細胞）が脾臓やリンパ節で数十倍にも増加し、血中には免疫グロブリンが極端に増加する。血小板数の増加、急性期タンパクの増加、腎メサンギウム細胞の増加などが観察される。約半数のマウスでは腎障害を反映して尿中にタンパクが認められ、生後早期（四―五ヶ月齢）に死亡する。

また一方、マウスから特定の遺伝子のみを選択的に欠損させることができる発生工学技術が開発された。この技術を利用してインターロイキン6遺伝子を人工的に欠損させたマウス（ノックアウトマウス）が一九九四年に論文発表された。そこから、インターロイキン6の生体内での重要な役割やアクテムラの副作用の予測などさまざまな情報を得ることができた。

このマウスはドイツのマックス・プランク研究所のマンフレッド・コプフ博士らが、岸本研から提供を受けたインターロイキン6遺伝子を用いて樹立したものである。ノックアウトマウスでは、ウイルス抗原に対する抗体の産生が九〇パーセントも抑制されることや急性期タンパクの誘導が著しく抑えられることが判明した。ちょうど、筆者が岸本教授室を訪問したときであった。先生は後ろの書棚にあったコプフから送られてきた論文の原稿を取り出し、それを手に持って、研究内容の概略を話してくれた。「読ませて欲しい」と手を伸ばして態度で示すと、先生は自分の手を引っ込めて「何で？」と言った。筆者は、「インターロイキン6が体の中でまったくゼロであっても、対照マウスと同様に寿命を全うするという事実は、これから開発しようとしているインターロイキン6を阻害する薬が患者の生命に危険をもたらすような重篤な副作用を示さないことを示唆するわけで、私にとって大変、重要なのです」と答えた。先生は「そういうことか」と言ったが、論文の原稿は渡そうとはしなかった。未発表の実験データを著者以外の第三者に手渡すことによるデータ漏えいの危険性を恐れていたからであろう。研究の最先端で競争している研究者らしい行動であった。

ノックアウトマウスの結果は、筆者を勇気づけてくれた。病原体に対する抗体誘導や炎症時の急性期タンパクの誘導が共に著しく低下することから、感染症に対する抵抗性が減弱する危険性については注意が必要であるが、それを除けば、生命の維持に特に支障をきたすことなく寿命を全うするという結果であったからである。実験動物は病原性のある微生物から隔離されたクリーンな環境施設で飼育されているという条件付きではあるが、インターロイキン6の作用を完全にブロックしても大きな副作用が現れる心配がないとの確信が得られたのである。インターロイキン6は、まさに薬剤の標的分子として理想的であるといえる。過剰に産生されたときには、病気を引き起こす原因になるが、健常時には生命を維持するのに必要な働きはしていないからである。

マウス版アクテムラが効いた！

ニュージーランドマウス、コラーゲン関節炎モデルマウス、トランスジェニックマウスなどいずれも動物種はマウスである。マウスを用いた実験はいろいろと考えることができる。

しかしながら、アクテムラは種特異性が高いため、マウスのインターロイキン6受容体とは結合しない。マウス実験モデルでシミュレーション実験をするためにはマウスインターロイキン6受容体に対する抗体が必要であった。BF検体チームのメンバーである斎藤浩之、山田良樹らは、マウスのインターロイキン6受容体に対するラットのモノクローナル抗体、MR16-1の作製に成功し、学会発表した(一九九二年、日本癌学会、および日本免疫学会)。この抗体はマウスのインターロイキン6受容体と結合し、インターロイキン6の作用を阻害できるので、マウス版アクテムラとして使えることが判った。その意義は大きく免疫炎症性疾患におけるインターロイキン6の役割解明とアクテムラの開発研究に多大な貢献をした。以下に成果の代表的なものを紹介する。

（1）　インターロイキン6トランスジェニックマウス

最初に、この抗体の生体内での効果の確認を、インターロイキン6トランスジェニックマウスに発現している異常の改善の有無で行なった。大阪大学から繁殖用マウスの提供を受けて、中外製薬の動物飼育施設で繁殖したマウスを用いた。研究結果は、二〇〇二年、勝目朝夫らによって論文発表された。このマウスでは、血中インターロイキン6レベルの上昇に伴い肝脾腫、形質細胞腫、白血球数増多、血小板数増多、自己抗体産生、高ガンマ・グロブリン血症、低アルブミン血症、貧血が現れ、メサンギウム細胞増殖性糸球体腎炎などを呈し、五〇パーセントのマウスが生後一八週までに腎不全のため死亡した。MR16-1を生後四週齢から一七週齢まで投与すると、これらの症状はほぼ完全に抑制され、対照群に較べて著しく生存期間が延長した。

インターロイキン6の過剰産生によって引き起こされる病変がインターロイキン6の作用を阻害する抗体によって抑制される。このこと自体はきわめて当たり前のようであるが、筆者にとっては大変大きな成果であった。二つのことが言えるからである。一つは、トランスジェニックマウスに認められる様々な異常は、間違いなくインターロイキン6の過剰産生によって誘導されたものであることが確証されたこと。もう一つは、受容体抗体が現実的な投与量で、インターロイキン6が悪さをしている体の部位に到達してインターロイキン6の作用を阻害できることを示した点である。特に後者は、抗体が低分子化合物である薬剤のようにマウスの体の中で有効な働きを発揮するかどうか誰も知らない時代の話であったので、抗体医薬品実現の可能性を示唆する結果となり、開発研究が大きく前進したと思ってほっとした。

（2）　マウスコラーゲン関節炎

コラーゲン関節炎はマウスにウシⅡ型コラーゲンを注射することによって誘導される。病巣における組織学的所見や病態の進展機序が、ヒト関節リウマチとの共通点が多いことから疾患モデルとして頻用される。局所リンパ節でコラーゲンを抗原として認識し活性化されて成熟したTリンパ球が抗体産生を誘導し、さらには、関節局所に浸潤して炎症反応を引き起こす。その後の関節局所での病態は、第1章で述べたヒトの関節リウマチと同じように進行し、最終的に関節骨が吸収破壊される。関節炎は初回免疫から数えて四週間後から発症し始めて、五週間後にピークに達する。その後関節炎は衰退する。

ＭＲ16‐1は、インターロイキン6の働きをブロックしてB細胞の分化を抑制するので抗コラーゲン抗体の産生を抑制し、その結果として、関節炎の発症を抑制することが期待された。実際、ＭＲ16‐1をコラーゲン注射日から数えて三日以内に投与すると関節炎は顕著に抑制された。抗コラーゲン抗体価も低い値を示すこと、そして、コラーゲン抗原に特異的なT細胞の活性化を抑制していることも判った。これらの結果は、一九九八年に筆者の共同研究者である高木信宏・三原昌彦らによって論文発表された。

（3）　ニュージーランドマウスでの自己免疫疾患発症の予防

ＭＲ16‐1は、自己抗体である抗ＤＮＡ抗体の産生をほぼ完全に抑制し、全身性エリテマトーデス腎炎の発症を強力に抑制することが判った。この結果は筆者の共同研究者である三原らにより論文に発表された（一九九八年）。

発症予防効果が明白になったので発症後の投与で治療効果を示したかったが、ラット由来の抗体なのでマウスの体内でラット抗体に対するマウス抗体が産生され、注射した抗インターロイキン6受容体抗体の活性が減弱するので実験は成功しなかった。

これらの結果は、アクテムラが全身性エリテマトーデスに対して発症予防効果を示す可能性を示唆しており、筆者は将来の研究の進展を期待している。

サルの実験結果からアクテムラの有効性と安全性に自信

アクテムラの種特異性は高く、アカゲザルとカニクイザルのインターロイキン6受容体とは反応するが、下等霊長類であるマーモセット以下の動物種とは反応しない。このことは今関郁夫と新倉博文らによって一九九八年に論文発表されている。

彼らは、サルの末梢血内の白血球を用いた実験から、一部のT細胞にアクテムラが結合することを見出した。アクテムラがサルのインターロイキン6受容体と交差反応することが判ったので、サルでアクテムラの効果を調べることが可能になった。そこで、その次にヒトインターロイキン6を繰り返し注射すると血中でC反応性タンパクのレベルが上昇すること、また、血小板数が増加することを予め確認した上で、インターロイキン6と同時にアクテムラを注射したところインターロイキン6の作用がほぼ完全にブロックされることを確認した。アクテムラが生体内で薬理効果を発揮できることを示した最初の記念すべき実験結果である。

ヒト成分に対して作成された抗体はたいていの場合、霊長類と交差反応を示すとは言っても、サルを用いてアクテムラの薬効や安全性試験が実施できたのは幸運であった。

後に、アクテムラによるサルコラーゲン関節炎の発症抑制効果、および関節破壊の抑制効果を確認することができたし、このモデルを用いて慢性炎症に伴う貧血の発症にインターロイキン6の過剰産生が関与していることを示した研究にも大きな貢献をもたらした。

また、薬効を示す投与量を上回る量でも副作用は見られなかった。心配していたことの一つは、肝細胞にインターロイキン6受容体が発現していることであった。そのため、アクテムラが抗体依存性細胞障害（ADCC）活性や補体依存性細胞障害（CDC）活性(注7)を発揮すれば、肝細胞が破壊される危険性があった。しかし、特に異常は認められなかったので安堵した。肝細胞には抗体による障害を受けるほどたくさんのインターロイキン6受容体が発現していないので、障害を受けなかったのであろう。細胞を障害するためには一定数以上の抗原が細胞表面に発現されていなければならないのである。肝細胞以外にもインターロイキン6受容体を発現している細胞はあるが、同様の理由で細胞障害を受けることはない。

（注7）　抗体依存性細胞障害（ADCC：Antibody-dependent cellular cytotoxicity）活性。細胞や病原体に抗体が結合すると、その抗体がマクロファージやNK細胞といった免疫細胞（エフェクター細胞）を呼び寄せる。すると、エフェクター細胞は標的細胞に近づき、抗体を介して

結合し、細胞を障害する物質を放出するので標的細胞が殺傷される。

補体依存性細胞障害(ＣＤＣ：Complement-dependent cytotoxicity)活性。細胞や病原体に抗体が結合すると、補体成分が順次結合し、細胞の表面で一連の反応が生じ、最終的に細胞や病原体が破壊される。

マウスの実験と併せ、抗体が免疫炎症性疾患の治療薬として応用できる可能性を確認することができて安堵した。がん以外の疾患の治療に抗体を応用する試みがほとんど見られなかった当時の状況を想像していただければ、そのときの我々の気持ちを理解していただけるのではないかと思う。

7　臨床試験での劇的効果確認にいたる道のり

日本独自の薬価基準制度

薬価制度がアクテムラの候補適応症を限定し、多発性骨髄腫治療薬開発に方向転換させた。当時の、我が国の薬価基準制度について少し説明しておこう。我が国独自の制度であるが、薬の価格は自由価格ではなく、国が定めた薬価基準制度に基づいて決められる。薬価基準とは保険医療に使用できる医薬品の品目とその価格を厚生大臣（当時）が定めたものである。新医薬品の薬価は既存類似薬の有無により分けられ、類似薬（効能・効果、薬理作用などからみて、類似性があるもの）がある場合は類似品の一日薬価（錠剤の数とは関係しない）に合わせられる。類似薬に比べて高い有用性などが認められる場合には、補正加算を受ける。

一九八〇年代においては、国が定期的に全国調査を行ない、実際に医療機関が購入する価格を基礎に薬価は決定されていた。当時は、「九〇パーセントバルクライン方式」と呼ばれる、一つの薬品について価格の安い方から並べ、それらの販売量を安い方から順に累積し、販売量が全体の九〇パーセントに達した時点の価格を薬価基準とする手法が選択されていた。アクテムラの研究開発が本格化した頃の一九九〇年六月、公正取引委員会「流通・取引慣行等と競争政策に関する検討委員会」の勧告により製薬企業が医療機関と交渉した上で卸売企業の再販価格を決定することが禁止された。既存の医薬品については公定価格が採用された。また、新規医薬品の薬価算定には「類似薬効比較方式」が導入された。それによると、類似品に比べ臨床上有用な新規作用機序を有する場合、または高い有用性ないし安全性を有することが客観的に示されている場合、あるいは対象となる疾病ないし負傷の治療方法改善が客観的に示されている場合、それぞれ画期性加算（一二〇パーセント）あるいは有用性加算（三パーセント）として価格のマークアップが適用されると規定されている（注8）。

（注8）　画期性加算によるマークアップ率は、その後、一九九五年段階では四〇パーセント、二〇〇二年には四〇〜一〇〇パーセント、二〇〇八年段階では七〇〜一二〇パーセントと推移している。なお、類似薬が存在しない場合は製造原価、管理販売費、営業利益などを原価計算して算定される。

関節リウマチ治療薬では画期性加算があっても赤字になる

当時の関節リウマチ治療薬の月薬価は一万円程度だったので画期性加算をつけても三万円にも達しない。それでは、アクテムラの生産コストを吸収できないことになる。これとは別に原価計算方式と呼ばれる薬価算定法があるため企業が赤字になるということにはならないのであるが、大きな利益を得ることが難しくなる。

ただし、外国平均価格調整があり、算定された薬価が二ヶ国以上の平均薬価の〇・七五倍(二〇〇八年当時)を下回る場合は引き上げ調整される。このルールに従うと海外から導入された類似薬が市販されている場合には、その薬剤の価格の七五パーセント以上の価格が保障されるわけである。

アクテムラはキャッスルマン病の治療薬として希少疾患用医薬品の指定を受けたので、原価計算方式に従って薬価申請された。三年後に関節リウマチなどの適応症が追加承認された際には、レミケード(後述)などの先行類似薬が関節リウマチ治療薬として存在していたので、それらの価格に合わせられたのではないかと推測されるが、薬価はそのまま据え置きされた。しかし、四年後の二〇一二年には二五パーセントの薬価引き下げとなった。これは予測した売上高を大幅に超えたからであろうと思われる。二〇一一年の売り上げは国内で約二〇〇億円、海外を合わせると五〇〇億円を超えたと聞いた。二〇一二年は、ブロックバスター(年間の売上高が一〇億米ドルを超える大型医薬品を指す)の仲間入りを果たすのは間違いないと言われている。

新薬レミケードという黒船の来航――アクテムラを関節リウマチ治療薬へと導く

アクテムラを多発性骨髄腫治療薬として開発を進める中、思いがけないことが起こった。一九九五年頃、レミケード(インフリキシマブ)という抗体医薬品が関節リウマチ治療薬として海外から導入されたのであった。レミケードは、ＴＮＦα(注9)に対するマウスモノクローナル抗体をもとに作製されたマウス-ヒトキメラ抗体(図5)で、米国のバイオベンチャー企業セントコア社(現ヤンセン・バイオテック)(注10)とニューヨーク大学メディカルセンターとの共同研究によって開発された。日本に導入したのは田辺製薬(現田辺三菱製薬)である。

(注9) ＴＮＦαは、炎症を惹起する作用を有する、いわゆる炎症性サイトカインの一種である。名の由来は tumor necrosis factor の頭文字からであり、日本語では腫瘍壊死因子と呼ばれている。すなわち、元来、血管内皮細胞を死滅させることで腫瘍に出血性壊死を誘導する因子として発見された。腫瘍が大きく成長するためには酸素や栄養を運搬する血液が必要なのでＴＮＦαで血管が破壊されるとがん組織は兵糧攻めされて死滅することになる。そのような作用を応用してがん治療薬としての期待がかけられたが開発には成功しなかった。

(注10) セントコア社は一九七九年に米ペンシルヴァニア州で設立された。当初の目的は、モノクローナル抗体を利用した診断技術を構築することだった。数年後、医薬品開発に事業を拡大

し、一九九九年、レミケードの米食品医薬品局(FDA)認可を獲得した。その翌年、ジョンソン・エンド・ジョンソン社に買収された。

筆者は岸本から聞いた。「TNFα抗体は関節リウマチにものすごく効くそうヤデ。TNFαの作用は、全部ではないがインターロイキン6を介して発揮されるものも多くあるので、レミケードが示す効果のなんぼかはアクテムラでも同様に得られると思う。臨床でアクテムラの効果を調べる前にレミケードの効果を肌で実感しておきたい」と。

大阪大学第三内科で五、六例のリウマチ患者に投与された。そしてレミケードの驚愕の切れ味を実体験した。その結果、骨髄腫を研究していた第三内科の二人の医師に岸本から「骨髄腫研究からリウマチ研究へ一気に方向転換せよ」との指令が出た。

TNFαは、敗血症、セプティックショック(感染症患者が抗生物質などで治療を受けた際、死滅した細菌中の多量の内毒素による症状で、死亡することもある)、がんカヘキシー(がん患者の終末期に認められる諸症状)、移植片対宿主病(移植された骨髄細胞が宿主の成分に対して免疫反応を引き起こすことで生じる)、あるいは重篤な自己免疫疾患などにも関与することが知られるようになった。そして、一九九〇年と一九九一年には、セプティックショック患者を対象として、マウス抗TNFα抗体の臨床での有効性が調べられ、結果が報告された。

しかし、結果は期待を裏切るものとなった。患者の体内にマウス抗TNFα抗体に対するヒト抗体が出現することも判った。そこで、マウス抗体の抗原性を減弱させて、ヒトに使いやすくする目的で、キメラ抗体を作製し、開発に着手したようである。そのことは一九九三年に発表されたのであるが、既にその論文中で関節リウマチに対する有効性を報告した学会抄録(一九九三年)が引用されている。恐らくこの時期に、適応症がセプティックショックから関節リウマチへと大きく舵が切られたのではないかと推測される。

ＴＮＦαが関節リウマチの病態形成に関わっていることを示唆するデータは一九八五年頃から報告され始め、一九八六年から一九八七年に集中している。例えば、関節滑膜中にＴＮＦαの産生が認められること、また、滑膜細胞の培養液中にはＴＮＦαが検出されること、コラーゲンやペプチドグリカンなどの軟骨構成成分の合成を阻害すること、滑膜細胞からのプロスタグランジンやコラーゲナーゼの遊離を促進すること、線維芽細胞の増殖促進作用による滑膜組織の線維化を形成すること、血管内皮細胞に接着因子を発現し、好中球やリンパ球の浸潤を促すこと、さらには、同じ炎症性サイトカインであるインターロイキン１の産生を増強すること、などである。

これらの事実からＴＮＦαが関節軟骨の破壊や骨吸収を誘起している可能性が考えられるようになった。一九九〇年にはコラーゲン関節炎マウスの関節局所にＴＮＦαを注射すると関節症状が悪化することも報告された。英国のケネディーリウマチ研究所のリチャード・ウイリアムス、マーク・フェルドマン、ラビン・メイーニらは、マウスコラーゲン関節炎モデルで抗ＴＮＦα／β抗体（ハムスターで作製された抗体でＴＮＦαとＴＮＦβの両方に反応する）が関節炎の発症予防・治療効果を示すことを見出し、一九九二年に論文発表した。この結果は、その一年前に報告されたＴＮＦαを過剰産生するトランスジェニックマウスに発症する関節炎がＴＮＦαに対するモノクローナル抗体で抑制されるという結果と一致したと記されている。

このようなモデルマウスでの実験結果から、ＴＮＦαに対する抗体であるレミケードが関節リウマチの治療に有効ではないかと期待されたのであろう。

そして、その翌年の一九九三年には、レミケードが関節リウマチの症状を顕著に改善するという臨床試験の結果が発表されるという早業であった。その後、一九九四年には二重盲検試験での成績、一九九九年には第三相試験の結果がいずれも『ランセット』誌に掲載されている。一躍脚光を浴びることになったレミケードは一九九九年に米食品医薬品局（ＦＤＡ）の承認を受けた。臨床試験の開始からＦＤＡ承認までわずか七年という短期間であり、開発はどれほど超急ピッチで進められたのかと感心する。

九年遅れてアクテムラが我が国で承認を受けるが、マウスの抗体をヒト化したのは一九九二年なので、ＴＮＦα抗体がキメラ化されたことを報告した論文が発表（正確な作製年次は不明)された一年前である。その後、時間を要した原因は複合的であるが、やはり薬価制度の影響で抗体医薬品を自己免疫疾患治療薬として開発するのは無理だと判断したことが大きい。関節リウマチという適応疾患に取り組むのが遅れ、その結果、アクテムラに資源を集中できなかった。金と要員が不足しているので作業に時間がかかる。生産設備投資の意思決定のスピードや臨床試験の相移行(第一相から第二相、第三相への移行)の時間的短縮など現在でも解決が困難な課題ばかりである。

レミケードは一九九二年から九四年頃には海外で臨床試験が実施されていたことになるが、残念ながら筆者らはそのことにまったく気づかなかった。その情報は先述の田辺製薬がレミケードの導入を決めた一九九五年頃、岸本から聞いて初めて知った。

TNFαによって炎症細胞などを刺激すると多量のインターロイキン6が産生されることが既にその頃には判っていた。例えば、動物実験で、病原菌の内毒素であるリポ多糖体(LPS)の注射でセプティックショックを惹き起こすことができる。そのとき抗TNFα抗体を投与するとショックは起こらなくなったが、同様なショックの抑制は抗インターロイキン6抗体でも認められると報告されていた。さらに、マウスにTNFαそのものを注射することによってセプティックショックを模倣できるが、抗インターロイキン6抗体で強く抑制される。これらのことからショックの最終的効果因子はTNFαではなく、TNFαによって誘導されたインターロイキン6であることが論文で発表されていた。上述した「関節リウマチに対するレミケードの効果の少なくとも一部はインターロイキン6の産生阻害を介した間接的作用である」との岸本の推測のよりどころとなったのは、このような事実であった。

かくして、レミケードが科学的にも商業的にもアクテムラの開発の方向性に大きな影響を与えることになったのは先に述べた通りである。大阪大学と中外製薬が一九九三年のレミケードの学会発表に気づいていれば、実際よりも二、三年早く情報が入ってきたことになり、アクテムラの開発に拍車がかかっていた可能性がある。情報の収集能力が満足なレベルに達していなかったことが開発のスピードを上げられなかった原因となった事例であり、この教訓を今後に生かすことが求められる。

アクテムラは不用な薬剤？

さて、レミケードの日本進出によって薬価問題が解決する点ではアクテムラ開発に追い風となった。しかし、一方、レミケードのような卓越した効果を発揮する画期的新薬の登場が、逆風にもなった。なぜなら、先行品を凌駕できるのかどうかが会社の「ゴー」か「ノー」かの判断基準になるからである。

例えば、臨床開発部門や開発企画部門などから「アクテムラは不用な薬剤ではないか。なぜなら標準療法であるメトトレキサートでリウマチの治療は十分満足である」との声が聞こえてくる。筆者は「生物学的製剤と呼ばれるTNFα阻害剤は、メトトレキサートでも治療困難な重症患者にも驚異的な治療効果を示します」と答えた。すると今度は、「そのような優れたバイオ医薬品（生物学的製剤）と比較してアクテムラに優れた点がなければ売れないでしょう」と慎重論が出る。筆者は以下のように主張した。「TNFα阻害剤で治療を受けても症状をコントロールできない患者は三〇ないし四〇パーセント居ます。投与量を三倍に増やしても有効率はそれ以上には上がらないし、投与を継続しても有効率はそのままで変化しないことが判っています。コラーゲン関節炎に対する抗TNFα抗体の効果も同様で、いくら抗体の投与量を増やそうとも有効率や有効性の度合いは一定レベル以上には上がらない。これはTNFα以外の他のサイトカインが病態に関与しているからであろうと考察されています。それらの事実は、レミケード無効症例ではTNFαの病因的役割が小さいことを示しており、そのような患者がアクテムラの対象となります。アクテムラは既存の生物学的製剤とは異なる標的分子に働くのですから必ず差別化できます」。

しかし、臨床開発部門など他部署のメンバーを納得させるのは難しかった。一年あたりの売上予測は三〇億円と過小評価され、他のプロジェクトと比べて開発の優先順位も高くはならなかった。開発企画会議では研究者である筆者の意見は素人意見に過ぎなかった。このような反論・批判にくじけないでプロジェクトを推進するためには、科学的根拠と洞察力に裏打ちされた信念が支えになった。そして、それがあるから周囲のメンバーの賛同や協力も得られたのだと思う。

一九九五年、米国カリフォルニア州のサンディエゴ近郊の都市ラフォイヤに一〇〇パーセント出資の子会社としてＣＢＩ（中外バイオファーマシューティカルズ・インク）を新設した。一方、欧州の拠点はロンドン駐在事務所ＣＰＥ（中外ファーマ・ヨーロッパ）に、臨床開発部門を設置した。当時、日本での臨床試験を世界に先行して実施することを避けて、より開発が迅速に進められる海外で実施し、そしてその結果を持って、日本では簡単な薬物動態試験、すなわち、ブリッジング試験（国外での治験データが国内でも再現されるかを確認するための試験。国外ですでにされた試験を一からすべてやり直す手間を省ける）を実施して製造承認を受けようとする動きが一般化していた。中外製薬でもグローバル開発プロジェクトが五つ程度存在していたが、いずれも日本での治験に先行させて欧米での治験を開始していた。アクテムラについても海外先行の臨床開発戦略が策定され実施された。

関節リウマチに劇的な効果

大阪大学の先生方の臨床試験に賭ける情熱にも押されて、日本での開発も進められた。一九九七年、ガイドラインに沿って、健常人での臨床第一相試験から入った。日本ではがん以外の疾患では第一相試験をスキップすることは大変難しかったからである。一方、健常人での第一相試験を必要としない英国では、関節リウマチの患者を対象とした第一相試験が実施された。日本での関節リウマチ患者を対象とする試験よりも約一年早く先行して、一九九八年に始められた。当初の開発計画では、海外での製造承認は二〇〇三年、ないし二〇〇四年となっていた。しかし、英国での第一相試験は予想外に手間取った。

一方、我が国では、一九九七年に開始した健常人での臨床第一相試験は順調に終了し、一九九九年には患者を対象とした第一／二相試験(注11)、そして二〇〇一年三月には至適投与量を見つけるために実施される第二相試験に移行した。

(注11) 第一／二相試験。薬が体内でどのように各臓器に分布し、排泄されるのかを調べる第一相試験と有効性・安全性の確認と投与量の確認が目的の第二相試験を兼ねた試験。

第一／二相試験では、メトトレキサートに治療抵抗性を示す疾患活動性の高い患者を対象に実施され、アクテムラが著明な症状改善効果を示すことが判明した。第二相試験では体重一キログラムあたり四ミリグラム、あるいは八ミリグラムのアクテムラを四週間に一度静脈内に点滴注射(所要時間六〇分)された。試験開始一二週後の最終判定で、アクテムラを八ミリグラム投与された患者の七〇パーセント以上が、症状改善を達成するという驚くべき高い有効率が示された。

この成績は二〇〇二年開催の米国リウマチ学会（ACR）で発表された。ACRの開催は毎年五月であるが、この試験の最終結果が得られたのは四月であった。プログラム委員によって、プレナリー・セッション（大きな会場で行なわれる特別講演）として選別されるほどのインパクトの強い内容であった。

しかし、インターロイキン6が関節リウマチの病態に深く関与していることをまったく知らなかった多くの欧米の研究者の目にはどのように映ったであろうか。さほどの関心を集めたわけではなかったのではないだろうか。アクテムラの高い有効率を半信半疑で見ていたであろうと推測される。むしろ、後で述べるが、コレステロールなどの血中脂質レベルの上昇など副作用面での過剰な懸念が大きく取り沙汰された。当時の学会では一九九八年、一九九九年に相次いで米国で発売されたエンブレル、レミケードというTNFα阻害剤の有効性が大きな注目を集め、関節リウマチの発症・病態の進展に炎症性サイトカインが大きな役割を演じるということが常識だと思われていた。

同じ学会で著名なリウマチ専門家の特別講演を拝聴したが、スライドを見て目を疑うほど驚いた。そのスライドはリウマチの症状がサイトカインのバランスの崩れによって悪化するということを説明するために作成されたものであった。すなわち、サイトカインは向炎症性サイトカインと抗炎症性サイトカインに分けられ、前者に属するものとしてインターロイキン1やTNFαがあり、後者にはインターロイキン1ra(受容体アンタゴニスト)と呼ばれる生体内に存在する自然のインターロイキン1阻害因子やインターロイキン10などが記載されており、なんとインターロイキン6は抗炎症性サイトカインの部類に入れられていたのである。すなわち、関節滑膜に多量に検出されたインターロイキン6はそこでの炎症を抑え終息させるために産生されると理解されていたのである。

これにはわけがあって、急性炎症に対してインターロイキン6が抑制作用を示すことが示唆される実験的証拠が明らかにされていたからであった。興味深いことにそれから一～二年後の同じ学会では講演者は違ったかもしれないが、示されたスライドの中で、インターロイキン6はシーソー台の中央(支点の上)の位置に記載されていた。向炎症性とも抗炎症性とも決めかねていたのである。

インターロイキン6の抗炎症作用に関して触れられている論文をいくつか紹介する。一九八九年には、インターロイキン6が、TNFαの産生を抑制することが報告されている。末梢血単核球や単球細胞株U937をリポ多糖体によって刺激した際に起こるTNFα産生、さらにBCGを注射して免疫反応を活性化させた状態のマウスにリポ多糖体を注射すると血中TNFα値が上昇するが、インターロイキン6を注射するとTNFαの上昇が抑制されることが記されている。すなわちTNFαはインターロイキン6産生を増強し、インターロイキン6がTNFα産生を抑制するというネガティブ制御機構の仕組みが働いていると述べられている。これらの結果は、インターロイキン6がC反応性タンパクの誘導を促すことと共に、抗炎症性のサイトカインであることを反映していると論じられている。しかし、これらの作用は一ミリリットルあたり一ナノグラム以上の濃度で認められており、例外的な高濃度での実験であり、現実的ではない。さらにはTNFαの定量は、細胞株を使った方法で行なわれたものであり、TNFα以外の物質の効果が混入している可能性を否定できない。

また、その四年前の一九八五年には、インターロイキン6は下垂体前葉に働き、ACTH（副腎皮質刺激ホルモン）の分泌を促進することによって副腎から強力な抗炎症作用を有するコルチコステロイドを分泌させることが報告されている。すなわち、インターロイキン6はコルチコステロイドを介して抗炎症作用を発揮すると信じられていたのである。

なお、アクテムラの臨床第二相試験の結果は、『Arthritis & Rheumatism』に掲載されている（西本憲弘ら、二〇〇三年）。

中外、ロシュの傘下に――アクテムラに期待

国内後期第二相試験が終了し、ヨーロッパでの第二相試験が進行中の二〇〇二年に中外製

薬はスイスに本拠を置く世界的製薬企業ロシュと戦略的アライアンスを締結した。ロシュは過半数である五〇・一パーセントの株式を保有したが、中外製薬株式会社という会社名を残し、経営の独立性を与えた。新しいタイプの企業間合併として世の注目を集めた。

これにより、ロシュは中外製薬が海外でパートナーを求めるプロジェクトのすべてに対して第一選択権(First refusal right)を獲得した。そのロシュが興味を示したのはアクテムラであった。臨床開発の専門家が来日し、デューデリジェンスと称する臨床試験のデータ・数値をレビューする作業をすすめ、症例一例一例について細かくチェックした。これには何日もの時間をかけて徹底的に行なわれた。

その結果、ロシュが懸念した材料としては、大きくは二点あった。一つは欧州で実施されている臨床第二相試験が日本で得られていた結果を裏付けるような成績を得られるのかどうかであった。日本とは関節リウマチ治療の治療体系に違いがあり、患者背景が同等ではないからである。他の一つは症状改善効果が著しいとしても果たして関節破壊を予防する効果がどの程度なのか未知数であること、であった。

一方、副作用面では血中脂質レベルが上昇することに大変な懸念を示した。その他には特許残存期間が短いこともマイナス材料となった。莫大な開発費用をかけて開発するのであるから、特許期間が長ければ長いほうが良いのである。しかし、この点について言えば、抗体医薬のようなバイオ医薬品のジェネリック(後発医薬品)、いわゆるバイオシミラー(バイオ後続品)の開発は容易ではない。このことがロシュの懸念を和らげたのかもしれない。

中外製薬は英国のリウマチ専門医パナイ博士に第一相試験実施の興味について打診した。一九九八年に始まったこの試験で関節リウマチの患者に対する安全性と有効性が確認された。次の第二相試験はプリンシパル・インベスティゲーター(治験代表医師)をラビン・メイーニ博士に依頼し、二〇〇一年に開始された。日本の第二相試験に約二ヶ月遅れてのスタートとなった。

結果は、アクテムラは単剤、あるいはメトトレキサートとの併用、いずれにおいても優れた症状改善効果を認めた。日本で実施された第二相試験の結果を裏付ける期待通りの満足すべき好成績であった。これを見たロシュの面々はアクテムラに確実な手ごたえを感じ、成功への自信を深めたことが筆者には感じ取れた。

欧州での第二相試験の成績でロシュの懸念材料は払しょくされ、本格的にアクテムラの臨床試験を大々的に計画実施することを決めるのに長い時間は要しなかった。中外製薬との共同臨床開発契約に向けて着々と準備が進められていった。二〇〇三年、ロシュはアクテムラの欧米、中国での開発を決断し、中外製薬との間に共同開発契約が締結された。

グローバルな共同開発チームの起動

共同開発チームの中外製薬側本部はロンドン駐在事務所に設置された。中外製薬側は、チームリーダーを始め、非臨床、生産・品質保証、臨床、薬事の各担当者が現地に赴任したが、ロシュ側は全員スイスのバーゼル本社に詰めた。定期的会合は、ロンドンとバーゼルとで交互に開催され、開発の戦略が議論された。キックオフミーティングは東京での開催であったが、筆者も出席し、発明者としての立場でアクテムラが生まれるまでの経緯、すなわち研究テーマの着想からその時点に至るまでの歴史を紹介した。

臨床第三相試験の実施計画の立案が始まった。ロシュの計画は世界四〇ヶ国以上で四一〇〇名以上の患者を対象に行なうという壮大な計画であった。これまでの治験薬は浮間工場に設置された二五〇〇リットルの培養タンクで生産されていたが、開発を進めるにはスケールアップが必要であった。宇都宮工場にアクテムラの生産用に一万リットルの培養タンクを一基設置することを急いだ。中外-ロシュ共同開発チームは、海外での第三相試験で使用されるサンプルは市販後の製品と同じとする方針を取った。

我が国では日本の第三相試験が順調に進行していった。二〇〇四年前半、二本の試験が前後して開始された。その内の一つ《サムライ試験》とニックネームが付けられた試験はアクテムラが関節破壊の進行を抑えられるかどうかを検証するために実施されたものである。

社内外では、アクテムラの関節骨破壊抑制作用に不安を持つ者は多かった。当時は、関節骨破壊でのインターロイキン6の役割が良く判っていなかったからである。筆者も確たる自信はなかった。ただし、関節骨破壊はあくまでも炎症の延長線上の最終結果であり、アクテムラは関節滑膜での炎症を強く抑制することができるのだから、その結果として骨破壊を抑制するであろう、と希望的観測を抱いていた。そう確信して周りの関係者を安心させようとした。

試験の内容を簡単に説明する。罹病期間が五年未満で、少なくとも一剤の抗リウマチ薬(DMARD)、あるいは免疫抑制剤(ただしレフルノミドと生物学的製剤を除く)に対して効果不十分な三〇二名の関節リウマチ患者を二群に分け、一方にはアクテムラ(体重一キログラムあたり八ミリグラムを四週に一回投与)、他群には疾患修飾性抗リウマチ剤(DMARDs)が投与された。効果の検証は、手足の関節部位のX線写真を撮影し、軟骨破壊と骨びらん(X線撮影画像で骨が削られている像)の程度を観察しスコアをつけて評価する、バンデル・ハイジ・モディファイド・シャープスコア法と呼ばれる方法で行なわれた。

骨びらんは二二ヶ所の関節をそれぞれ、症状の程度に応じて〇点から五点まで採点し、軟骨破壊の程度は関節裂隙の狭小化(軟骨組織はX線画像には映らないので骨と骨の間は黒い間隙として観察される。間隙の厚さを測定することで軟骨の厚さが判る)を二一関節についてそれぞれ〇～四点で採点するという方法である。二つのスコアを加えたものがトータル・シャープスコアと呼ばれるもので投薬開始前のスコアと一年後のスコアの差を取り関節構造破壊の進行の指標とする。アクテムラ単剤投与は疾患修飾性抗リウマチ剤よりも関節破壊の進行を有意に阻害した。骨びらんスコア、軟骨破壊の進行程度を別々に比較してもアクテムラは優れていた。症状の改善効果についても併せて検討が加えられたが、ＡＣＲ20／50／70(注12)達成率はアクテムラ群では八九パーセント、七〇パーセント、そして四七パーセントであったのに対して、疾患修飾性抗リウマチ剤群では三五パーセント、一四パーセント、そして六パーセントであり、著しい差が認められた。

(注12)　ＡＣＲ改善率。関節リウマチ治療薬の症状改善効果を評価する標準的な測定法であり、米リウマチ学会(ＡＣＲ：American College of Rheumatology)により作成された。腫脹(関節部の腫れ)や疼痛を有する関節数、患者や医師による症状の評価四項目、そして血液検査(Ｃ反応性タンパク、あるいは赤血球沈降速度のいずれか一方)の値、全部で七つの評価項目について判定を行なう。腫脹関節数と疼痛関節数は必須改善項目で、残りの五項目のうち三項目の改善度を合わせた五項目によって評価される。症状の改善率はパーセントで表わされ、例えば、ＡＣＲ20といえば症状が二〇パーセント以上改善したことを示す。ＡＣＲ20は薬剤の有効性基準、ＡＣＲ50は患者が満足する効果、ＡＣＲ70は臨床的寛解(関節の腫れや痛みがほとんど解

消した状態を指す）に近い効果である。

この結果は既に発表されていたレミケードのそれに比べれば、数値的には見劣りはしたが、この臨床治験に参画した患者の背景、すなわち一年間での関節破壊の進行速度の速さを勘案すれば、決して引けを取るものではないと高い評価を得た。関節破壊の進行を抑制できたことでアクテムラは優れた治療薬としての可能性が一段と高まった。この成績は『Annals of the Rheumatic Diseases』誌に掲載された（西本ら、二〇〇七年）。二重盲検試験ではないが、関節のX線撮影像が二人の判定者によってブラインド（どちらがアクテムラ投与群か判定者に知らせない状態）で読影され、データ解析されたことがきちんと評価されたと思われる。

もう一つの第三相試験は《サトリ試験》と命名された二重盲検試験で、メトトレキサート治療に対して効果不十分な一二五名の関節リウマチ患者に八ミリグラム（体重1キログラムあたり）のアクテムラを投与して、対照群（メトトレキサートの併用を継続）と比較された。二四週間後のACR20を達成した患者は八〇パーセントに達し、二五パーセントだった対照群を大きく上回った。ACR50／70を達成した患者の割合は、アクテムラ投与群で四九パーセント、および三〇パーセント、対照群で一一パーセント、および六パーセントであった。DAS28平均値（注13）は三・九五減少し、一・〇七しか減少しなかった対照群を遥かに凌いだ。臨床的

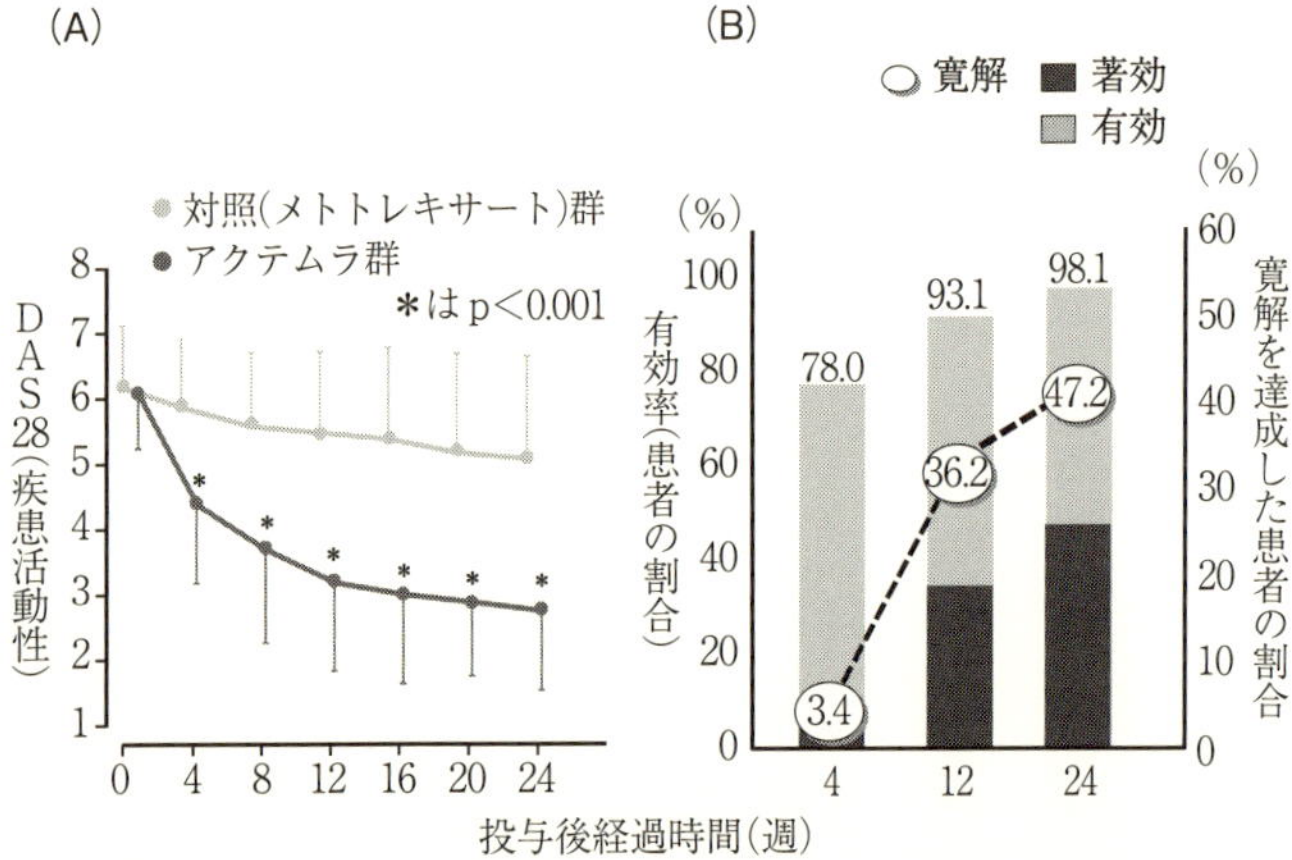

図 6　「サトリ試験」では，6ヶ月後の判定で約半数の患者が臨床的寛解を達成した．
(A)　縦軸はDAS28(疾患活動性)の値であり，データは全症例の平均値と標準誤差(繁雑になるので標準誤差を示す縦線は片側のみ示してある)で示されている．横軸はアクテムラを投与(4週間に1回)し始めてからの経過時間(週)．DAS28の数値は，対照群ではほとんど変動していないが，アクテムラを投与された群では顕著に減少しており，症状が改善したことを示している．投与4週以降いずれの時期でも統計学的に有意な改善(＊印で示されている)が認められた．
(B)　左側縦軸は症状改善(著効，および有効)を達成した患者の割合(%)，右側縦軸はDAS28寛解率(注13参照)を示す(棒グラフ)．投与を重ねるにつれ，症状が改善する患者の割合が増加し，24週後(6回投与後)には「著効」および「有効」を達成した患者の割合は98%に達した．丸印の中の数字はDAS28寛解率を示す(破線の折れ線グラフ)．24週後に47%が寛解を達成した．
「アクテムラ製品情報概要」より引用

寛解は四七・二パーセントの患者が達成し、二パーセントであった対照群を大きく上回った。この結果は、これまでの標準治療薬であるメトトレキサートで治療しても十分な治療効果が得られなかった患者にアクテムラを投与すると、約半数の患者が六ヶ月以内に臨床的寛解（DAS28が二・六以下）（注13）を達成するという驚くべき結果であった（図6）。

（注13）　DAS28。欧州リウマチ学会の定めた計算式に基づき算出されるスコアで病気の活動度を表わす指標として用いられる。所定の二八関節のうち腫脹と疼痛を示す関節数、赤血球沈降速度、および全般症状について、それらのそれぞれの値に定められた係数を乗じたものの総和。DAS28スコアが二・六を下回ったら寛解と評価される。

海外での第三相試験が大成功

生産場所を浮間工場から宇都宮工場に移し、新設なった一万リットルタンクでの細胞培養が計画通り進み、海外での治験実施に供給するアクテムラサンプルの目処が立ってきた。二〇〇五年一月、五本のグローバル試験が順次開始されていった。当初の計画通り四〇ヶ国以上、四一〇〇名以上の患者を対象として実施された。資金力とグローバル治験をマネージメントできる拠点を世界各地に整備していたロシュだからこそ可能だったと言えるのではないか。いずれの試験においても安全性と有効性に関して、期待通りの成績が得られ、日本で実施された臨床試験の成績が再現、裏付けされた。

なぜ、日本での臨床試験が海外よりも速く進行したのか。海外では遥かにスピーディーな開発計画が立てられたが、第一相試験でいきなり壁にぶつかり実行は叶わなかった。なぜ、海外での臨床試験が立ち遅れたのか。要因分析は難しいが、日本では大阪大学の先生方のモチベーションが他と比較にならないほど高かった。このことが開発を促進した一因として挙げられる。それと対照的に海外の研究者の多くは、開発が先行したＴＮＦα阻害剤に興味が注がれ、関節リウマチにおけるインターロイキン６の重要な役割をむしろ懐疑的に見ていたのかもしれない。

第一相試験が始まった頃にはまだ大きな興味を抱けなかったのではないかと筆者は想像している。

日本では二〇〇八年に関節リウマチへの適応症拡大が認められたが、これに遅れること二年、二〇一〇年になってようやく米食品医薬品局の承認が得られた。そのとき既に、エンブレルやレミケードが発売されてから一〇年以上の歳月が経過していた。ライバル品が先行し、市場を席巻していた。

8 医療面でのアクテムラの特徴・利点

治療は劇的に変化

関節リウマチは、原因不明の難病で、治療薬の開発はきわめて難しいと考えられてきた。しかし、ここ一〇年間でリウマチ治療は著しく改善し、従来の治療目標は「痛みを和らげる、関節破壊を遅らせる」であったが、現在では「関節破壊を止める」ことが目標となっている。さらには運動機能の回復による生活の質の向上、そして生命の延長にも未来が見える所まで治療が進歩したと言われている。アクテムラの治療を受けた患者から「料理ができるようになった」、「子供とキャッチボールができる」、「運動会で一緒に走れる」、そして「トラクターが運転できる」、「大好きな登山ができるようになった」などのメッセージが寄せられ、その他にもたくさんの話が聞けるのは研究者冥利に尽きる。

アクテムラは、ヒト化抗体なのでキメラ抗体に比べ、免疫原性は低い。実施されたすべての試験において、既存の抗リウマチ剤では治療が困難であった活動性の高い関節リウマチに対して高い有効性を示した。単剤で有効性を発揮することが利点の一つであり、メトトレキサートとの直接比較試験で優位性を示した初めての生物学的製剤である。また、TNFα阻害剤に対して抵抗性を示す患者を対象にした試験でも高い有効性が示され、リウマチ治療における新しい有用な選択肢を提供するものと期待されている。さらに、二〇一二年になってTNFα阻害剤の一つ、ヒュミラよりも効果が高いことが明らかにされた。皮下注射製剤の開発も進んでいて、期待がさらに高まっている。

なぜアクテムラは病気の根本から効くのか?

アクテムラは、数日から二週後に効果が認められるケースもあるが、他の症例では症状の改善が緩やかにおき、患者によっては三、四ヶ月程度の日数を要することもある。これは、インターロイキン17が関与しているからだと考えられている。そして、そのインターロイキン17を産生するTh17細胞の分化誘導に、インターロイキン6が重要な役割を演じる。少なくともマウスにおいてはTh17細胞が自己免疫疾患の発症に重要な働きをしており、インターロイキン6のシグナル遮断によってTh17細胞が減少し、それに伴って自己免疫疾患の発症が抑制されることが報告されている。

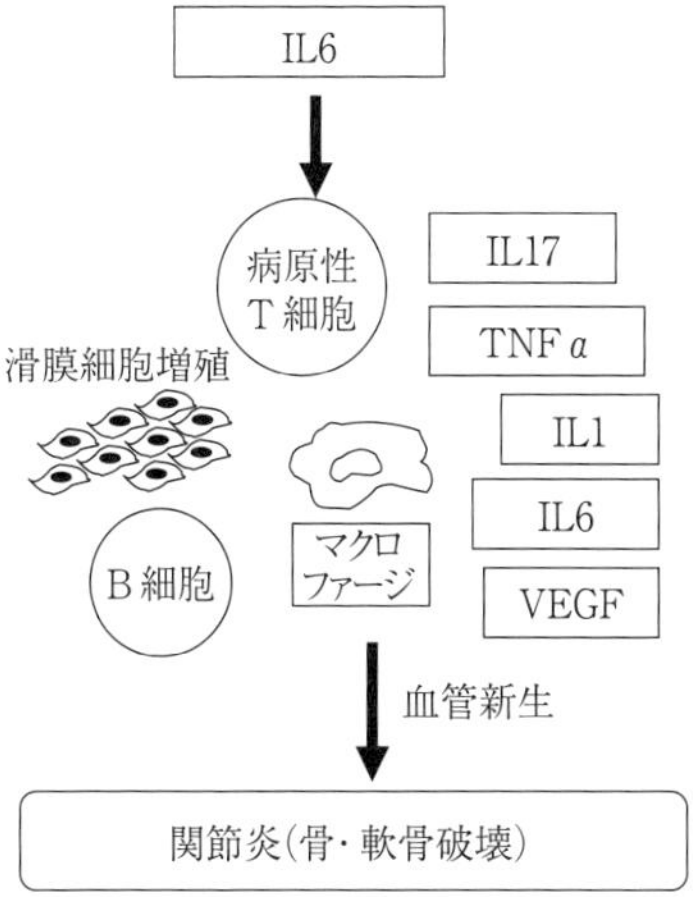

図7　関節炎発症におけるインターロイキン6(IL6)とインターロイキン17(IL17).
IL6の作用を受けて，リンパ節内で病原性T細胞のTh17細胞が増加する．Th17細胞は血液中を流れて関節滑膜組織に到達し浸潤する．そこでIL17を分泌すると炎症性細胞が局所に呼び寄せられる．その結果，様々な炎症性物質の働きで関節炎が進行する．

インターロイキン17は関節局所に各種炎症性細胞を遊走させTNFαをはじめとする様々なサイトカインの産生を促すことで炎症の進展に深く関わっている(図7)。アクテムラの投与を開始してからTh17細胞が関節局所から消失するまで一定の時間が必要なので、効果の出現に少々時間が掛かるのではないかと考えられている。しかし、このことは、同時にアクテムラは単に抗炎症作用によって症状を改善するだけの薬剤ではなく、免疫反応の根本に働き、病気の原因に近いところで作用することが期待できるユニークな薬剤であることを示す最近の研究成果(コラム参照)と整合的な結果である。

また、インターロイキン6は血管内皮細胞増殖因子(VEGF)の産生を誘導する。VEGFによって新たに形成された血管は滑膜組織の肥厚・肥

コラム

ナイーブヘルパーT細胞(抗原刺激を受けていない未分化のT細胞)が活性化されたとき、タイプ1とタイプ2の二種類のヘルパーT細胞(それぞれTh1細胞、Th2細胞と呼ばれる)のどちらかに分化すると考えられていた。しかし、二〇〇七年、新しいタイプのヘルパーT細胞が存在することが判明した。それは、インターロイキン17というサイトカインを産生するのでTh17細胞とよばれるが、関節炎の発症に重要な役割を果たすことが明らかにされ注目を集めた。このことは、抗インターロイキン17抗体でインターロイキン17の活性を阻害する、あるいはインターロイキン17遺伝子を欠損させることで、関節炎の発症が抑制されるという実験的事実から解明された。

そしてその後、インターロイキン6はナイーブヘルパーT細胞から活性化Th17細胞への分化を促進することが判るに至り、アクテムラの作用機序の理解に大きなヒントを与えることになった。実際、関節炎発症を抑制するMR16-1の投与条件ではTh17細胞の分化が抑制されていることから、MR16-1による関節炎抑制作用はTh17細胞の分化抑制を介して発揮されることが報告されている(藤本穣ら、二〇〇八年・松本功ら、二〇〇八年)。それまではガンマ・インターフェロン(IFN-γ)を産生するTh1細胞が関節炎発症に重要な役割を果していると考えられていたが、ガンマ・インターフェロンを欠損させても関節炎は抑制されないことが明らかにされている。

大に必要な栄養や酸素を供給するという大切な役割を担っている。アクテムラは血管新生の抑制を介して関節滑膜組織の肥厚・肥大を防ぐ可能性が考えられている。

さらに、インターロイキン6は破骨細胞の分化に関わっていることが以前より知られており、アクテムラが関節骨の破壊を抑制するのではないかと考えられてきた。MR16-1による破骨細胞の形成阻害作用は、一九九三年に初めて報告された（田村達也ら）。最近、インターロイキン6が滑膜線維芽細胞様細胞上に、破骨細胞を誘導する際に必須の分子であるRANKLの発現を促すことが明らかにされ、アクテムラによる骨破壊予防の作用機序が明らかにされた（桜映画社製作「抗体医薬が拓く免疫難病克服への道 IL-6と関節リウマチ」、二〇〇八年・橋詰美里ら、二〇〇八年）。

合併する難治性疾患治療薬としてさらなる期待

関節リウマチは全身性の疾患であり、関節以外の部位にも多様な症状が現れる。例えば、全身倦怠感、発熱、貧血、食欲不振、体重減少などである。これは、前述のようにインターロイキン6が多彩な生物活性を有していることが原因である。関節リウマチに合併する難治性疾患に、二次性アミロイドーシス、間質性肺炎、心血管系疾患、肺高血圧症、乾癬、血管炎などが知られているが、いずれにもインターロイキン6の過剰産生が関係するのではないかと考えられている。したがって、アクテムラは、これらの症状・病変に対しても改善効果をもたらす可能性がある。

いずれの合併症も有効な治療法が確立されていないので、アクテムラの有効性が確認されれば社会的インパクトはさらに増大するであろう。また、インターロイキン6の過剰産生は寿命にも影響すると言われており、アクテムラによる寿命延長効果も期待される。

なかでも特筆すべきは貧血の改善である。最近、慢性炎症に伴う貧血にインターロイキン6が重要な役割を演じることが明らかにされた。すなわち、インターロイキン6は肝臓でのヘプシジン産生を促し、これが鉄の再利用を妨害し、鉄欠乏性貧血を起こす。アクテムラはヘプシジン産生を抑制することによって著明な貧血改善効果を示す。もう一つの理由はインターロイキン6による過剰な信号によってエリスロポエチンの信号伝達を抑制する機序が働くとするものである。腎性貧血の治療薬であるエポジンの投与ではこの貧血はほとんど改善しないので治療上の大きな進歩となった。

9 アクテムラの開発から見えてきたこと

薬学部に進学したことや製薬企業で自己免疫疾患の治療薬研究開発に従事することになったのは、自分が率先して選んだ道ではなく、「人との出会い、時代との出会い」にともなういろいろな縁によってであった。製薬企業での新薬創生に使命感を抱くようになり、努力した結果、関節リウマチの革新的新薬の開発に漕ぎ着いたという思いがする。

画期的新薬の発明というきわめて確率の低い成功を掴むことができたのは本当に運が強かったからだと振り返ってつくづく思う。しかし、運が来るのをただ待っているのでは運は逃げてしまう。運を引き寄せたのは夢に向かって信念を持ち、粘り強く情熱を燃やして挑戦し続けたからだろう。

筆者がどのようにして研究開発の道をひた走ったのか、次の世代への提言として書き残しておこう。

なぜ、抗体医薬品なのか？

医薬品売上高世界ランキング上位二〇傑のうち七品目がバイオ医薬品で、その内の六品目が抗体医薬品である。数年後には売上高ランキング一〇位までに五、六品目の抗体医薬品が入り、上位を占めるとの予想も出ている。二〇一〇年時点で三〇種類の抗体医薬品が米食品医薬品局から承認を得ている。また、現在臨床試験段階にある医薬候補品のうちの二五パーセントを抗体医薬品が占めると言われている。対象疾患としては、優れた治療薬の少ない、がんや自己免疫疾患など、いわゆるアンメット・メディカル・ニーズ（未充足医療ニーズ）に照準が当てられている。

これまでに米食品医薬品局が承認した抗体医薬品は、アクテムラを除き、すべて外国製であり、我が国は欧米に大きな後れを取った。今から巻き返しをかけようと大手医薬品企業が海外の抗体医薬品関連企業を多額の資金を投入して買収し、抗体医薬品開発にしのぎを削っている。

そのような中、二〇一二年、成人T細胞白血病（ATL）治療薬として抗CCR4抗体が厚生労働省から承認を受けた。アクテムラに次ぐ二番目の国産抗体医薬品で、協和発酵キリン株式会社が販売を開始した。抗体医薬品の市場はまだまだ伸長し、五〇〇億米ドルに達すると予測されている。

抗体医薬品がこれほどまでに注目される理由は大きな売り上げを達成できるという点だけではない。抗体医薬品でなければ阻害剤が創生できない場合があるし、また、抗体医薬品には、これまで治療が困難であった難病に対して切れ味鋭く劇的な効果のあることが大きな魅力となっているのである。以下にそれらの点について詳しく記述する。

第一に指摘したいのは、サイトカインとそれらの受容体の結合を阻害するには抗体などのバイオ医薬品以外の選択肢はないに等しいという点である。インターロイキン6の場合、特異的阻害を示す低分子化合物は永久に発見されないだろうと言っても過言ではない。実のところ、我々も最初から抗体医薬品の開発を目指したわけではなく、結果的にそうせざるを得ない状況に陥ったのである。

低分子化合物が見つからない理由は当時の学問レベルではまったく判らなかった。試した化合物の中に阻害活性を示す化合物が含まれていなかったと単純にそう考えて諦めた。その後一〇年近く経った一九九五年、インターロイキン6／インターロイキン6受容体／gp130複合体の結晶構造解析の結果が解答をくれた。

図8に示したようにインターロイキン6とインターロイキン6受容体の結合様式は我々の予想を超えたユニークなもので、二種類のタンパクが広い面積に亘って平面上で結合するの

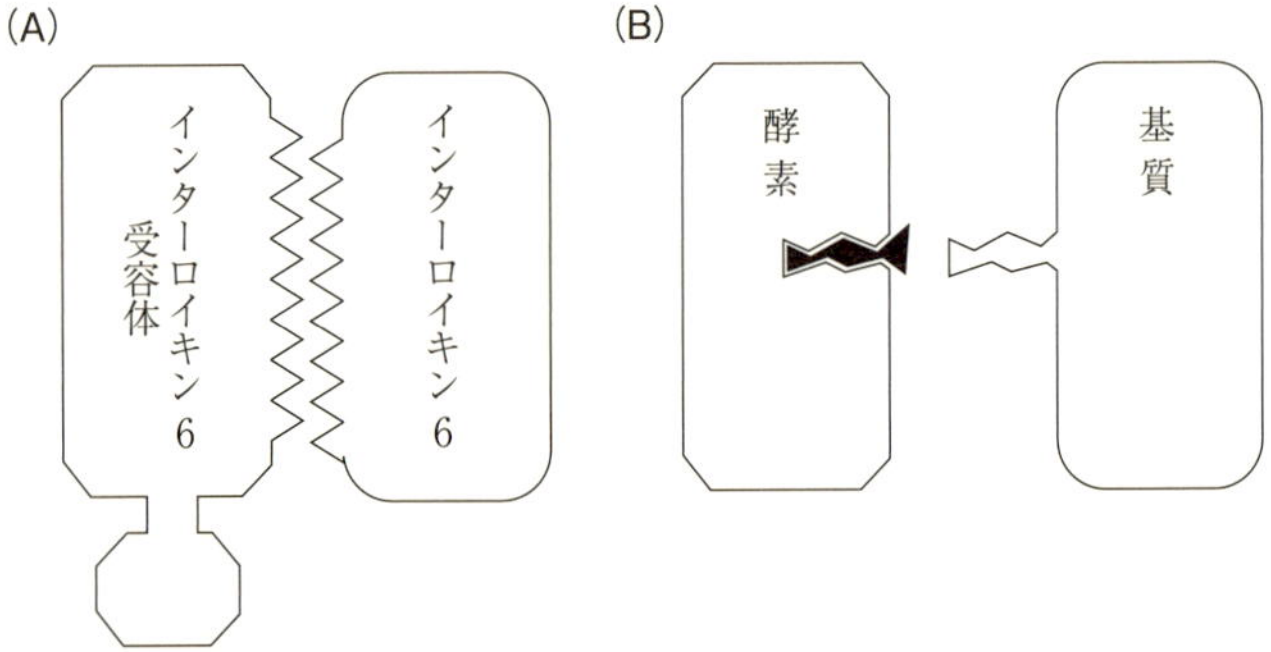

図8 低分子インターロイキン6阻害剤が存在しないと考えられる理由.
(A) インターロイキン6とインターロイキン6受容体の結合様式：広い面積に亘って相互に平面的な結合形態をとる．その結合部位の表面積は合成化合物のそれに比し，数十倍から100倍広いと言われている.
(B) 酵素と基質の結合様式：鍵と鍵穴の関係に喩えられるように酵素の活性部位はポケット状になっており，その中に基質が入り込む．したがって，低分子化合物でもポケットの中に入り込めば，基質の侵入を阻害することができる．基質が高分子タンパクであっても酵素の作用を受ける部分は酵素の鍵穴にすっぽり入り込む鍵のような構造をとる.

である(図8(A))。それとは異なり、低分子量の生理活性因子とそれらの受容体との結合、あるいはタンパク分解酵素とその基質タンパクとの結合はいずれも鍵と鍵穴の関係を形成する(図8(B))。鍵穴があればそれにはまり込む低分子化合物が阻害剤になる。しかし、インターロイキン6の場合は鍵穴がなく結合面積が大きいので低分子化合物ではシグナル伝達を抑制できないのである。低分子化合物の面積は大きいものでも五〇〇オングストロームの二乗であるが、インターロイキン6受容体の結合面積はその数十倍であると報告されている。これによって低分子化合物を諦めて抗体医薬品の開発を決断したのが的を射た選択であったことが裏付けされた。

恐らくこのルールはサイトカイン類、成長因子類の多くのケースに当てはまると考えられている。インターロイキン6に関して言えば、インターロイキン6、インターロイキン6受容体の遺伝子が発見されてから二五年経つが、両者の結合を阻害する化合物の報告は未だに見当たらない。インターロイキン6のみならず、他のサイトカインに対しても低分子量の阻害剤に関する報告を聞かない。

抗体医薬品は、標的分子に対する高い結合特異性と強い親和力のため、劇的な臨床効果を発揮する。さらに、副作用に関しては分子標的薬であるためその分子の生物作用に基づき、予測が比較的容易につくことが多い。この点、低分子量の分子標的薬が、目的としない分子にも働くことによって予測のつかない副作用を生むことが多いのとは対照的である。

一方、難点もある。例えば、従来のバイオ医薬品と比べ、投与量が多く、大量生産技術の確立が大きな課題である。また、抗体は種特異性が高く、霊長類としか交差反応を示さないことが多いので、非臨床試験での有効性や安全性の確認に苦労させられる。そのため、マウスにも交差反応性を有するモノクローナル抗体を選択するのが良いと考える向きもあるようだが、もろ手を挙げて賛成とはいかない。なぜなら、ヒトとのみ反応するということはそれだけ特異な抗原構造を認識する能力を有する抗体であることを物語っているのである。マウスにも交差反応性を有するモノクローナル抗体はそのせっかくの特異性を低めることになる。そのようなモノクローナル抗体は臨床試験で標的分子以外の分子にも交差反応して思いがけない副作用を引き起こす危険性も孕んでいるのではないであろうか。

アンメット・メディカル・ニーズこそ抗体医薬品のターゲット

自己免疫疾患の疾患関連遺伝子を探すため、弛まぬ基礎研究を継続したことがインターロイキン6との出会いを導いた。インターロイキン6阻害剤の探索研究を始めた一九八六年頃の自己免疫疾患治療薬の状況は前述したように、満足な治療薬がなく、新薬の開発が強く求められていた。アクテムラの成功は、このようなアンメット・メディカル・ニーズに応えるためモデル動物を用いて地道に病因研究を継続して実施した帰結であると言える。

さらにその分子が本当に創薬の標的として価値の高いものであるかどうか十分評価された上で本格的研究開発が始められることが肝要ではないだろうか。例えば、対象とする疾患で標的分子の発現量が増加するのか、また、その遺伝子を欠損させても生命の維持に影響を与えるようなことがないかなど、基礎データを十分に積み上げないまま開発を進めると先々頓挫するに違いない。疾患関連分子の評価がすべてに優先されるべきで、選択された標的分子の適否がプロジェクトの成否を決定すると言っても過言ではない。

産学連携という選択

新薬の成功確率は二万五〇〇〇分の一で、一つの新薬の開発に要する期間は一〇～一五年とされている。毎年コンスタントに一つずつ新薬の開発に成功するためには何万個の研究シーズ（種・萌芽）がなければならないという計算になるのだろうか。世界最大級の製薬企業でも新薬創出のためにシーズ探索に専念する研究員の数はそれには到底及ばないであろう。必然的に大学などの研究機関のシーズに頼らなければならないわけで、産学連携が重要な所以である。新薬創出のシーズ／先端技術は、外部に多く存在する。自分たちの知識、技術を抱え込んで外部に漏らさないという古い発想から脱却変換し、お互いの強みを融合させてオープンイノベーションを創出しよう。

中外製薬が長年に亘り取り組んだ「自己免疫疾患の発症メカニズムに関するマウスでの解析研究」の成果、並びに大阪大学での基礎免疫学研究から生み出された「インターロイキン6がB細胞の分化誘導作用を介して自己抗体産生を誘導する」という事実の発見、この二つの研究グループの成果が融合して、斬新な着想が生まれた。

産学連携がアクテムラの成功を導いたことは疑いのない事実である。共同研究が始まってからは、大阪大学を中心とした国際的な幅広いアカデミアのネットワークを活用し、常に最新の情報とそのときどきのバイオテクノロジー、遺伝子操作マウスなど先端技術が駆使され開発が進展した。それらの技術がインターロイキン6の生理的意味を明らかにし、様々な疾病の病因を解明し、そして、インターロイキン6の活性を中和する抗インターロイキン6受容体抗体がこれらの病態を改善することを証明するに至った。企業秘密だといって企業内で研究を完結させようとする向きも多いが、それでは世界競争に負け失敗に終わるであろう。オープンイノベーションという言葉を良く耳にするようになったが、産官学の連携により研究のスピードと質を上げることで、成功へ道を短縮できるのである。

インターロイキン6阻害剤探しの研究は中外製薬単独でも試みることはできたであろう。なぜ、独力でインターロイキン6阻害剤を探そうとしないで大阪大学との共同研究の道を選んだのであろうかと疑問を持つ方がいるのではないか。今、その理由を思い出そうとしても判らないままである。記憶がないということは、筆者には何の迷いもなかったからであろう。恐らくであるが、そのとき考えたのはゴールに一番乗りするにはどうすれば良いのかだったのではないか。研究には競争がつきもの、競争に負けては何も残らない。研究には銀メダルはないのである。勝つためには強力な味方がいた方が良いに決まっている。産学連携というものの威力、価値の大きさ、重要性の認識が働いたとも思う。しかし、多くの企業研究者は共同研究をすれば、その成果は両者で分配しなければならないので半減する、単独で実施すれば成果は独り占めできると欲を考える。しかし、たいていは競争に負け利益を手にすることは難しい。成果が半減しても勝者になるためには躊躇することなく産学連携の道を選ぶべきではないか。競争に勝って早く開発に成功すればより多くの患者をより早く救うこともできる。

もし、単独でインターロイキン6阻害剤を探す道を選択していたと仮定すると、前述のように低分子化合物は未だ合成されていないままインターロイキン6阻害剤探索は諦めざるを得なかったであろう。

岸本らによって見出されたインターロイキン6が自己免疫疾患の原因ではないかという新事実の発表が大阪大学と中外製薬との共同研究の発端となった。筆者は学会会場でこの講演を聴いて衝撃を受けた。その訳は、先述したとおりである(第4章)。筆者らがB細胞阻害剤探索の研究を進行中であったからこそ、両研究グループの成果が化学反応を起こし融合しその結果、斬新な着想が生まれたのである。

昨今、一企業内ですべてを完遂して勝利することが困難な時代を迎え、オープンイノベーションが推奨されるようになってきた。医薬品業界も同様で、同じ標的分子を対象に複数の会社が開発競争を演じる姿をよく見受ける。しかし、その標的分子の価値が高くないことが判れば、競争に参加したすべての企業が投じた資金を損失することになる。もし、複数の企業が連携して共同で開発に取り組んでいれば、損害はその何分の一かで済むはずである。製薬企業間の共同作業、また、最近では異業種間の連携も盛んになってきたようで、イノベーション創出の国際競争に打ち勝つための得策であろう。

産学連携を成功裏に導く条件

さて、産学連携が失敗する原因は、スタートの時点ですでに存在するのではないかと思われる。互いにベストパートナーでなければ成功は難しい。アクテムラがなぜ成功したのか、成功したから言えるのであるが、筆者らと岸本グループがベストとは言わないまでもグッドパートナーに近い組み合わせだったのであろう。「産」側にきちんとした受け皿があった状況で、「学」からインターロイキン6の発見がもたらされ、両者の研究が融合した形で共同研究として飛躍・発展した。大学のシーズを利用して商業化を進めるトランスレーショナル研究とは異なり、中外製薬側からすると、中外製薬の基礎研究の一連の流れの中に大阪大学の基礎研究が合流してきたということになる。

だから、強調したい点は、中外製薬で継続して実施された自己免疫疾患の病因解明の献身的な努力と実績があってこそ、インターロイキン6研究で世界を先導する大阪大学との連携が生まれたということである。研鑽を重ね、自己の研究レベルを高い位置にまで押し上げていたことが良きパートナーを探し出し、そして学側から研究相手として選んでいただいた決め手になるし、その後の共同研究においても対等に渡り合え、互いに信頼関係が醸成されるのである。このような「学」と対等に渡り合えるような学問レベルの高い企業内科学者（コーポレート・サイエンティスト）の存在が「産」側に要求される。

アクテムラは産学連携のお手本のように扱われ、成功の秘訣は何かと問われることが多い。しかし、残念ながら的確な答えはない。やるべきことをごく普通にやってきただけのことである。しかし、このような問いかけを受けるということは裏を返せば産学連携には困難が伴い、かつ成功し難いと一般的に考えられているということを意味するのであろうか。

成功の秘訣とまでは言わないが、産と学はもともと目指す目標が異なるということを認識していたことではないかと思う。多くの読者は、産学連携では、両者が共通の目標を掲げて同一方向を見て同じことを一緒に実施しなければならないと考えてはいないだろうか。それでは事はうまく進まないのではないかと思われる。むしろ、それぞれが別々にそれぞれの興味のあるゴールを目指して突進することこそ成功の秘訣かも知れない。なぜなら、アカデミア（大学側）には基礎研究者としての実績を積み世界の最先端を走り続けなければならないという使命がある。また、企業には画期的な新薬を開発し、難病に苦しむ患者を救わなければならない責任と義務がある。そもそも、それぞれの目標がまったく異なるのである。

以上述べたように、産学で共通の興味を持つ研究課題は両者共同して解決に向かうにしても、たいていの場合に大学の研究課題と企業のそれはそれぞれ異質であり、業務分担してそれぞれが別々に担当し実施すべきである。

抗体医薬の今後

表1のように抗体医薬の歴史は一〇〇年以上前の北里柴三郎とエミール・ベーリングによるジフテリア、破傷風の血清療法に遡る。パウル・エールリッヒは、一九〇八年、ノーベル賞授賞式でこれを「魔法の弾丸」と称して讃えた。しかしながら動物の血清は多種類の抗体の混合物であるし、大量に作ることは困難である。しかも免疫原性のために繰り返し投与できない。

その後、一九七五年、セーサル・ミルスタインとジョルジュ・J・F・ケーラーによってモノクローナル抗体の作製技術が開発されて、単一の抗体を純粋な形で多量に生産することが可能になった。抗体は一分子を特異的に狙い撃ちすることから「ミサイル療法」ともてはやされ、がん治療に革命を起こすと期待された。しかし、所詮マウス由来の抗体なので免疫

表1　抗体医薬品の歴史

1890年	血清療法(抗毒素)－ 蛇毒・ジフテリア・破傷風(北里柴三郎，ベーリング両博士) ＊エールリッヒが「魔法の弾丸」と讃える
1975年	マウスモノクローナル抗体作製技術(ミルスタイン，ケーラー両博士) ＊夢の医薬・がんのミサイル療法
1985年	抗体工学的手法でマウス抗体のヒト化技術を確立(ウインター博士)
1997年	世界初のヒト化抗体医薬品の発売 ＊現在30種以上の抗体医薬品が製造販売認可(米国)，数百種が臨床試験段階
2005年	国産初の抗体医薬品としてアクテムラ発売

原性の問題は解決できないままで医薬品としての開発には限界があった。

この問題を解決したのは、マウス抗体のヒト化技術(第5章図5)の発明であり、抗体医薬品誕生への新しい道が切り拓かれた。一九八五年ウインターによって遺伝子工学的技術を駆使して確立された技術で、免疫原性を大幅に軽減でき、繰り返し投与できるようになった。これによって抗体医薬品開発は急速に進んだ。

抗体は今後もどんどん進化を続けるであろう。アクテムラの時代には、Ｆｃ部分(口絵上のＣＨ２領域とＣＨ３領域を合わせた領域。図５のマウス抗体《一番左側》にＦｃ領域を明示した)の遺伝子はＩｇＧ１だけしか用意されてなく他のクラスの抗体を選択する余地はなかった。それが、二〇年経った今では、Ｆｃ部分の構造を変化させることによって細胞障害活性を減弱させたり、また逆に糖鎖を修飾して細胞障害活性を増強させたり、また、いったん細胞内に取り込まれた抗体が分解を免れて細胞外に出て再利用されるリサイクル型抗体など次々と新技術が開発中である。また、放射線で標識した抗体が抗がん剤として治療に使われるようになっているし、最近では初めての二重特異性抗体（一分子の抗体で二つの異なる抗原と結合できるように設計された人工抗体）が承認された。

世界初の抗体医薬品は一九八六年の抗ＣＤ３モノクローナル抗体であるが、これはマウスの抗体である。二番目に登場するのは、それから八年後の一九九四年となり、これは抗体の可変領域を利用した抗体医薬品である。そして初めてのキメラ抗体、ヒト化抗体は共に一九九七年の承認である。日本では遅れること八年、二〇〇五年に国産初の抗体医薬品としてアクテムラが発売された。

アクテムラのヒト化を開始した一九九〇年には誰も今日の抗体医薬品の隆盛を予想できた者はいなかったであろう。とはいえ、欧米では抗体医薬品の開発研究が着々と進められていた。これにはセントコア社（現ヤンセン・バイオテック社）、ジェネンテック社、セルテック社、アイデック社（現バイオジェン・アイデック社）などのベンチャー企業が大きな役割を果たした。大手製薬会社は手を染めないで、成功を勝ち取ったベンチャー企業を開発候補品ごと買収したのである。そういう意味では、中外製薬は企業風土として強いベンチャー魂を持った企業であったと言える。ほとんどの大手製薬会社は、先のまったく見えない代物に投資リスクを負うわけにはいかなかったのである。日本にベンチャー企業を育てることの重大件がここにある。

それにしても、著名な免疫学者エールリッヒには一〇〇年先までの科学技術の発展が見えていて、あの有名な「魔法の弾丸」という言葉で血清療法を褒め称えたのかもしれない。今日の抗体医薬品の隆盛を想像することは多くの人にはできなかったであろう。

若手研究者に伝えたいこと

「難病の原因を解明し、治療薬を開発したい」という一《いち》研究者の夢が現実のものになることもあるのだということを知ってほしい。使命感を抱き、夢に向かって努力をすれば結果が出る。自分の確信することは、どんなことがあっても諦めないで粘り強くやり通してほしい。「革新的・画期的」というのは「非常識」と同意語である。新しい発想を唱えると、「気でもおかしくなったのか?」と周りからは理解されないが、恐れずに挑戦する勇気を持ってほしい。京都大学の教授であった森毅《つよし》は生前《群れるな。こもるな。面白がれ》と言ったそうである。また、「皆と一緒のことをやっていれば良い」というのでは駄目なのである。失敗すれば自分の将来がなくなると思い、行動を起こさないのは一番の負け組である。

挑戦して思い通りの結果が得られないのは「失敗」ではない。人生何事かをなせば悔恨あり、何事をもなさざれば、これもまた悔恨という昔からの名言があるようだ（亀井勝一郎『現代人生論』青春出版社）。しかし、研究者は信じることを為すのが大切で、為したことを悔いる必要はなく、後悔が残るのは為さなかったことに対してである。一度に高い山を登るのは難しいが、低い山でも登れれば自信がつく。それで次の山に登るコツを掴める。

実際、画期的新薬を発明した人はその前にいくつかの新薬の開発に成功した体験をもっているようである。筆者自身も、若いときに抗アレルギー剤を臨床試験に辿りつかせることに成功し、次にカルフェニールの研究で主導的役割を果たし関節リウマチ治療薬として承認販売に成功した。それらの経験がアクテムラの発明に繋がったことは間違いない。

医薬品研究開発はやりがいのある仕事だと思う。治療法がなく困っている大勢の患者さんを苦しみから解放することができる。医師一人が一生かけて治療できる患者数よりも遥かに多くの患者を救える。新薬創出への道を歩み出そう。

おわりに

「発明者は皆、変人だ！」と言えるのではないか。「成功した秘訣は何ですか？」とよく聞かれるが、「秘訣はない。やりたいこと、やらなければならないことをやっただけ」と答えることにしている。しかし、それを実行するのは難しい。実行できる者は数少ない。筆者は思う。「画期的・革新的というのは非常識と同意語である」と。常識にとらわれると当たり前のことしか発想できない。非常識だから、周りからは「何を荒唐無稽なことを」と非難されることになる。大多数の者はそう言われたくないので斬新な考えを提案しない、実行しないのである。

アクテムラがキャッスルマン病の治療薬として製造承認を受けた二〇〇五年頃であろうか、年一回開催される「インターフェックス・ジャパン」というイベントで、アクテムラの研究開発の経緯に関する講演を依頼された。それを企画した方の希望で、事前に会って対談したときのことである。話が進むうち、彼が「これまでに画期的新薬を研究開発した方、何人かと会いましたが、皆、変わった方でした。しかし、大杉さんはまともな方ですね」と言った。

思わず筆者は「研究者は皆、周りの人から見ると変人ですよ。私も、どこか皆さんと違うところがあり、普通の方の枠からはみ出した部分があると思います」と答えた。では、どの部分が変人たる所以であろうか？　自問自答してみる。極端に楽観的であること。能天気で周りの空気を読まずに考えたまま素直・正直に真実を述べる。損得を考えないでやりたいこと、やらなければならないことをやる。そういったところであろうか。

アクテムラは日本で発明され開発された抗体医薬品の第一号である。二〇〇五年世界で初めてのキャッスルマン病治療薬として製造認可、そして二〇〇八年、関節リウマチ、多関節に活動性を有する若年性特発性関節炎、および全身型若年性特発性関節炎の治療薬として適応症拡大の承認を受けた。既存の薬剤では満足できる治療効果が得られなかった患者さんに大きな福音となっている。現在、九〇ヶ国以上で販売されており、治療の選択肢としてなくてはならない存在となった。

筆者らが、自己免疫疾患の克服を目指して基礎研究を開始したのは三〇年以上前のことであるが、それから一〇年近く経って自己抗体産生の原因因子インターロイキン6と巡り会った。インターロイキン6阻害剤の探索を始め、試行錯誤の末、インターロイキン6を阻害できるのは抗体以外にはないと悟り、アクテムラの開発が決断された。臨床試験の結果、インターロイキン6というたった一つの分子をブロックするだけで難病中の難病と言われた関節リウマチが顕著に改善されるという驚くべき事実が明らかにされた。

生物学的製剤の登場によって関節リウマチ治療に革命が起こり、今や、関節リウマチは治る病気になったといわれている。難病で治療の手立てがなかった一〇年前には考えられなかった画期的な治療法の改善がもたらされた。

アクテムラが製造承認を受けて、発売が始まると、「研究開発に関わった人物の口から直に、アクテムラが新薬として誕生するまでの経験について苦労話を含めて聞きたい」、という要望を度々受けるようになった。新薬開発の過程において、いろいろな場面で様々な困難な局面に立たされ、恐らく何度も開発中止・撤退の危機にさらされたのではないか、それをどのようにして乗り越えていくことができたのか、話してほしいという依頼である。学会やシンポジウム、大学研究機関などで何十回も講演する機会があった。お話をするたびに会場から多くの質問を受け聴衆の関心度がきわめて高いことを知った。また、雑誌や新聞でアクテムラの誕生にまつわる記事が掲載される際の事前インタビューでは、着想の源泉がどこにあったのか、産学連携の成功の秘訣は何か、などの問いもあった。

また一方、多くの方々からアクテムラの研究開発の経験を本に纏めることを勧められた。考えてみれば、世界に通用する日本発の画期的新薬の研究開発に成功する確率は二万五〇〇〇分の一とも言われているわけで、このような成功を体験する研究者は稀有なのである。四〇年の間、製薬企業で研究開発に携わっても、ほとんどの研究員は新薬の開発に成功する機会に恵まれることはない。

そういう背景のもと、徐々にアクテムラの誕生までの過程を書き残したいと思う気持ちが強くなっていった。研究開発リーダーが難局に直面したとき、どのように決断を下すべきか参考になればという思い、また本書に触発された若い研究者に、製薬企業に入って新薬研究に取り組みたいとの気持ちを持っていただければ嬉しいとの思いからであった。

そのような折、二〇一一年発刊の『メディカル朝日』に掲載された筆者の紹介記事が一橋大学イノベーション研究センター・長岡貞男教授の目に触れたのがきっかけで、アクテムラの経験をイノベーションの事例として纏める機会をいただいた。

本書は、一橋大学における「産学官連携によるイノベーション過程の研究プログラム」、および科学技術振興機構（ＪＳＴ）からの委託研究「イノベーションの科学的源泉とその経済効果の研究」のプロジェクトの支援を得て刊行に至った。ここに研究代表者である長岡教授をはじめとする関係各位に深謝する。長岡教授には、原稿の作成に際し、専門の立場から貴重なご助言を賜った。資料の調査、作成などで協力をいただいた一橋大学イノベーション研究センター・原泰史特任助手に厚く御礼申し上げたい。永年に亘り、研究の機会を与え、入社したときの約束通り自由奔放な研究を支えてくださった中外製薬株式会社関係諸氏に深く御礼申し上げる。また、本書の企画、編集に多大なご尽力を賜り、貴重なアドバイスやご指導を戴いた岩波書店の吉田宇一氏に心より御礼申し上げる。なお、本稿の補完的な内容については一橋大学イノベーション研究センターワーキングペーパー（http://pubs.iir.hit-u.ac.jp/）に掲載予定である）。

アクテムラの誕生は、社内外の多くの方々の献身的な努力と尽力の賜物であることは申し上げるまでもない。この機会を利用してすべての貢献者に対して敬意を表する。また、研究の過程で数々のご指導をいただいた諸先生方、会社の上司、先輩、同僚、それから、様々な困難を共に乗り越えた、プロジェクトチームのメンバー諸氏に心より感謝の意を申し添えたい。

本文中では、研究者の敬称を失礼ながら省略させていただきました。

大杉義征

1944年大阪府和泉市内田町に生まれる．1967年大阪大学薬学部卒．69年同大学大学院修士課程修了．同年中外製薬（株）に入社．78～81年カリフォルニア大学デービス校で自己免疫疾患自然発症マウスの研究に従事．2001年中外製薬（株）グローバル開発担当．2004年定年退職後，プロフェッショナル契約社員．2010年退社．東京医科歯科大学，秋田大学，北里大学，城西大学，日本薬科大学の各非常勤講師．2011年4月より一橋大学イノベーション研究センター特任教授．研究テーマは，自己免疫疾患，アレルギーに対する新薬探索研究．抗リウマチ薬ロベンザリット（商品名カルフェニール）の研究開発の後，1986年から大阪大学と共同でトシリズマブ（商品名アクテムラ）の開発研究．2006年度日経BP技術賞，2007年度日本薬学会創薬科学賞，2017年JBDA創薬大賞などを受賞．現在，大杉バイオファーマ・コンサルティング（株）会長，ONSSI株式会社会長，高知大学客員教授，日本医療研究開発機構評価委員．

岩波 科学ライブラリー 205

新薬アクテムラの誕生——国産初の抗体医薬品

2013年3月7日 第1刷発行
2020年6月15日 第3刷発行

著 者 大杉義征《おおすぎよしゆき》

発行者 岡本 厚

発行所 株式会社 岩波書店
〒101-8002 東京都千代田区一ツ橋2-5-5
電話案内 03-5210-4000
https://www.iwanami.co.jp/

印刷・理想社 カバー・半七印刷 製本・中永製本

ISBN978-4-00-029605-2 Printed in Japan

●岩波科学ライブラリー〈既刊書〉

267 小澤祥司
うつも肥満も腸内細菌に訊け！
本体一三〇〇円

腸内細菌の新たな働きが、つぎつぎと明らかにされている。つくり出した物質が神経やホルモンをとおして脳にも作用し、さまざまな病気や、食欲、感情や精神にまで関与する。あなたの不調も腸内細菌の乱れが原因かもしれない。

268 小山真人
ドローンで迫る　伊豆半島の衝突
カラー版　本体一七〇〇円

美しくダイナミックな地形・地質を約百点のドローン撮影写真で紹介。中心となるのは、伊豆半島と本州の衝突が進行し、富士山・伊豆東部火山群・箱根山・伊豆大島などの火山活動も活発な地域である。

269 諏訪兼位
岩石はどうしてできたか
本体一四〇〇円

泥臭いと言われつつ岩石にのめり込んで70年の著者とともにたどる岩石学の歴史。岩石の源は水かマグマか、この論争から出発し、やがて地球史や生物進化の解明に大きな役割を果たし、月の探査に活躍するまでを描く。

270 岩波書店編集部編
広辞苑を3倍楽しむ　その2
カラー版　本体一五〇〇円

各界で活躍する著者たちが広辞苑から選んだ言葉を話のタネに、科学にまつわるエッセイと美しい写真で描きだすサイエンス・ワールド。第七版で新しく加わった旬な言葉についての書下ろしも加えて、厳選の50連発。

271 廣瀬雅代、稲垣佑典、深谷肇一
サンプリングって何だろう
統計を使って全体を知る方法
本体一二〇〇円

ビッグデータといえども、扱うデータはあくまでも全体の一部だ。その一部のデータからなぜ全体がわかるのか。データの偏りは避けられるのか。統計学のキホンの「キ」であるサンプリングについて徹底的にわかりやすく解説する。

272 **学ぶ脳**
ぼんやりにこそ意味がある
虫明 元
本体一二〇〇円

ぼんやりしている時に脳はなぜ活発に活動するのか？ 脳ではいくつものネットワークが状況に応じて切り替わりながら活動している。ぼんやりしている時、ネットワークが再構成され、ひらめきが生まれる。脳の流儀で学べ！

273 **無限**
イアン・スチュアート 訳川辺治之
本体一五〇〇円

取り扱いを誤ると、とんでもないパラドックスに陥ってしまう無限を、数学者はどう扱うのか。正しそうでもあり間違ってもいそうな9つの例を考えながら、算数レベルから解析学・幾何学・集合論まで、無限の本質に迫る。

274 **分かちあう心の進化**
松沢哲郎
本体一八〇〇円

今あるような人の心が生まれた道すじを知るために、チンパンジー、ボノボに始まり、ゴリラ、オランウータン、霊長類、哺乳類……と比較の輪を広げていこう。そこから見えてきた言語や芸術の本質、暴力の起源、そして愛とは。

275 **時をあやつる遺伝子**
松本 顕
本体一三〇〇円

生命にそなわる体内時計のしくみの解明。ショウジョウバエを用いたこの研究は、分子行動遺伝学の劇的な成果の一つだ。次々と新たな技を繰り出し一番乗りを争う研究者たち。ノーベル賞に至る研究レースを参戦者の一人がたどる。

276 **「おしどり夫婦」ではない鳥たち**
濱尾章二
本体一二〇〇円

厳しい自然の中では、より多く子を残す性質が進化する。一見、不思議に見える不倫や浮気、子殺し、雌雄の産み分けも、日々奮闘する鳥たちの真の姿なのだ。利己的な興味深い生態をわかりやすく解き明かす。

定価は表示価格に消費税が加算されます。二〇二〇年六月現在

●岩波科学ライブラリー〈既刊書〉

277 **ガロアの論文を読んでみた**

金 重明

本体一五〇〇円

決闘の前夜、ガロアが手にしていた第1論文。方程式の背後に群の構造を見出したこの論文は、まさに時代を超越するものだった。簡潔で省略の多いその記述の行間を補いつつ、高校数学をベースにじっくりと読み解く。

278 **嗅覚はどう進化してきたか**
生き物たちの匂い世界

新村芳人

本体一四〇〇円

人間は四〇〇種類の嗅覚受容体で何万種類もの匂いをかぎ分けるが、そのしくみはどうなっているのか。環境に応じて、ある感覚を豊かにし、ある感覚を失うことで、種ごとに独自の感覚世界をもつにいたる進化の道すじ。

279 **科学者の社会的責任**

藤垣裕子

本体一三〇〇円

驚異的に発展し社会に浸透する科学の影響はいまや誰にも正確にはわからない。科学技術に関する意思決定と科学者の社会的責任の新しいあり方を、過去の事例をふまえるとともにEUの昨今の取り組みを参考にして考える。

280 **組合せ数学**

ロビン・ウィルソン　訳 川辺治之

本体一六〇〇円

ふだん何気なく行っている「選ぶ、並べる、数える」といった行為の根底にある法則を突き詰めたのが組合せ数学。古代中国やインドに始まり、応用範囲が近年大きく広がったこの分野から、バラエティに富む話題を紹介。

281 **メタボも老化も腸内細菌に訊け！**

小澤祥司

本体一三〇〇円

癌の発症に腸内細菌はどこまで関与しているのか？　関わっているとしたら、どんなメカニズムで？　腸内細菌叢を若々しく保てば、癌の発症を防いだり、老化を遅らせたり、認知症の進行を食い止めたりできるのか？

282

井田喜明

予測の科学はどう変わる?

人工知能と地震・噴火・気象現象

本体一二〇〇円

自然災害の予測に人工知能の応用が模索されている。人工知能による予測は、膨大なデータの学習から得られる経験的な推測で、失敗しても理由は不明、対策はデータを増やすことだけ。どんな可能性と限界があるのか。

283

中村　滋

素数物語

アイディアの饗宴

本体一三〇〇円

すべての数は素数からできている。フェルマー、オイラー、ガウスなど数学史の巨人たちがその秘密の解明にどれだけ情熱を傾けたか。彼らの足跡をたどりながら、素数の発見から「素数定理」の発見までの驚きの発想を語り尽くす。

284

グレアム・プリースト　訳菅沼　聡、廣瀬　覚

論理学超入門

本体一六〇〇円

とっつきにくい印象のある〈論理学〉の基本を概観しながら、背景にある哲学的な問題をわかりやすく説明する。問題や解答もあり。好評「《1冊でわかる》論理学」にチューリング、ゲーデルに関する二章を加えた改訂第二版。

285

傳田光洋

皮膚はすごい

生き物たちの驚くべき進化

本体一二〇〇円

ポロポロとはがれ落ちる柔な皮膚もあれば、かたや脱皮でしか脱げない頑丈な皮膚。からだを防御するだけでなく、色や形を変化させて気分も表現できる。生き物たちの「包装紙」のトンデモな仕組みと人の進化がついに明らかになる。

289

藤井啓祐

驚異の量子コンピュータ

宇宙最強マシンへの挑戦

本体一五〇〇円

量子コンピュータを取り囲む環境は短期間のうちに激変した。そのからくりとは何か。いかなる歴史を経て現在に至り、どんな未来が待ち受けているのか。気鋭の若手研究者として体感している興奮をもって説き明かす。

定価は表示価格に消費税が加算されます。二〇二〇年六月現在

●岩波科学ライブラリー〈既刊書〉

290 笠井献一
おしゃべりな糖
第三の生命暗号、糖鎖のはなし
本体一二〇〇円
糖といえばエネルギー源。しかし、その連なりである糖鎖は、情報伝達に大活躍する。糖はかしこく、おしゃべりなのだ！ 外交、殺人、甘い罠。謎多き生命の〈黒幕〉、糖鎖の世界をいきいきと伝える、はじめての入門書。

291 ケネス・ファルコナー 訳服部久美子
フラクタル
本体一五〇〇円
どれだけ拡大しても元の図形と同じ形が現れて、次元は無理数、長さは無限大。そんな図形たちの不思議な性質をわかりやすく解説。自己相似性、フラクタル次元といったキーワードから現実世界との関わりまで紹介する。

292 髙木佐保
知りたい！ ネコごころ
本体一二〇〇円
「何を考えているんだろう？ この子…」ネコ好きの学生が勇猛果敢にもその心の研究に挑む…。研究のきっかけや実験方法の工夫、被験者（？）募集にまつわる苦労話など、エピソードを交えて語る「ニャン学ことはじめ」。

293 宮内 哲
脳波の発見
ハンス・ベルガーの夢
本体一三〇〇円
ヒトの脳波の発見者ハンス・ベルガー（1873―1941）。20年以上を費やした測定の成果が漸く認められた彼は、一時はノーベル賞候補となるもナチス支配下のドイツで自ら死を選ぶ。脳の活動の解明に挑んだ科学者の伝記。

294 井田徹治
追いつめられる海
本体一五〇〇円
海水温の上昇、海洋酸性化、プラスチックごみ、酸素の足りないデッドゾーンの広がり、漁業資源の減少など、いくつもの危機に海は直面している。環境問題の取材に長年取り組んできた著者が、最新の研究報告やルポを交えて伝える。

定価は表示価格に消費税が加算されます。二〇二〇年六月現在